Anita M. Kittel | Nina T. Oster

Myofunktionelle Störungen

Ein Ratgeber für Eltern und erwachsene Betroffene

RATGEBER

für Angehörige, Betroffene und Fachleute

Anita M. Kittel | Nina T. Oster

Myofunktionelle Störungen

Ein Ratgeber für Eltern und erwachsene Betroffene

Schulz-Kirchner Verlag

Bibliografische Information der Deutschen Nationalbibliothek
Die Deutsche Nationalbibliothek verzeichnet diese Publikation in der Deutschen Nationalbibliografie; detaillierte bibliografische Daten sind im Internet über http://dnb.ddb.de abrufbar.

5., überarb. Auflage 2022
4., überarb. Auflage 2012
3., überarb. Auflage 2008
2., überarb. Auflage 2006
1. Auflage 2004
ISBN 978-3-8248-1306-3 (Vorauflagen: ISBN 978-3-8248-0438-2)
ISBN E-Book 978-3-8248-9854-1 (Vorauflagen: ISBN 978-3-8248-0682-9)

Mollweg 2, D-65510 Idstein
Vertretungsberechtigte Geschäftsführer:
Dr. Ullrich Schulz-Kirchner, Martina Schulz-Kirchner
Lektorat: Doris Zimmermann
Umschlagentwurf und Layout: Petra Jeck
Umschlagfoto: © Monia/Bigstockphoto.com
Druck und Bindung: Plump Druck & Medien GmbH,
Rolandsecker Weg 33, 53619 Rheinbreitbach
Printed in Germany

Inhalt

| Einleitung

Sie waren mit Ihrem Kind bei einer **Kieferorthopäd:in*** und diese sprach davon, dass Ihr **9-jähriges Kind** eine **Myofunktionelle Therapie** brauche, weil es falsch schlucke. Sie empfahl Ihnen, sich an eine Logopäd:in/Therapeut:in zu wenden, um diese Therapie durchführen zu lassen.

Eventuell ist Ihr Kind aber noch jünger, **vier oder fünf Jahre** alt, und Sie wurden von einer **Kinderärzt:in** zur Logopäd:in geschickt, weil Ihr Kind das **/s/ oder das /sch/ nicht richtig aussprechen** kann: Es stößt bei der s-Lautbildung an die Zähne an oder es bringt die Zunge zwischen die Zähne, das heißt, es lispelt. Es kann auch sein, dass die Luft seitlich entweicht, was umgangssprachlich als Hölzeln bezeichnet wird. Die Logopäd:in wird Ihnen erklären, dass zunächst nicht am Sprachlaut gearbeitet werden würde, sondern zuerst die Muskulatur der Zunge und der Lippen mithilfe einer Myofunktionellen Therapie ausgeglichen werden müsste.

Vielleicht hat Sie aber auch die **Erzieher:in** darauf aufmerksam gemacht, dass Ihr Kind **undeutlich und verwaschen spricht.**

Unter Umständen kommen Sie jedoch zur Logopäd:in, weil Ihnen aufgefallen ist, dass Ihr zweijähriges Kind extrem **stark speichelt,** wenig schluckt und ständig den Mund offen hat.

Möglicherweise ist Ihr Kind **noch jünger:** Ihre Kinder:ärztin ist sehr umsichtig und schickt Sie und Ihr Kind, das mit einer Behinderung zur Welt kam, gleich in den ersten Wochen zur Logopäd:in, weil bekannt ist, dass in diesen Fällen häufig Probleme mit dem Mundschluss, der Nasenatmung, dem Schlucken und der Sprachentwicklung auftreten können. Durch eine so **frühzeitige Beratung,** Anleitung oder Behandlung können viele Funktionen des Mundes gut gefördert und ungünstige Entwicklungen in vielen Fällen stark abgemildert werden.

Auch ein **Kind mit Morbus Down-Syndrom** bekommt durch eine frühzeitige, gleich nach der Geburt einsetzende Einflussnahme die Chance, eine korrekte Zungenlage zu entwickeln und den Mund geschlossen halten zu können. Durch die günstige Beeinflussung von Zunge und Lippen sind bessere Voraussetzungen für die spätere Artikulation gegeben.

---

* Aus Gründen der sprachlichen Vereinfachung und besseren Lesbarkeit wird im Folgenden das generische Femininum verwandt. Selbstverständlich sind damit Personen aller Geschlechter gemeint.

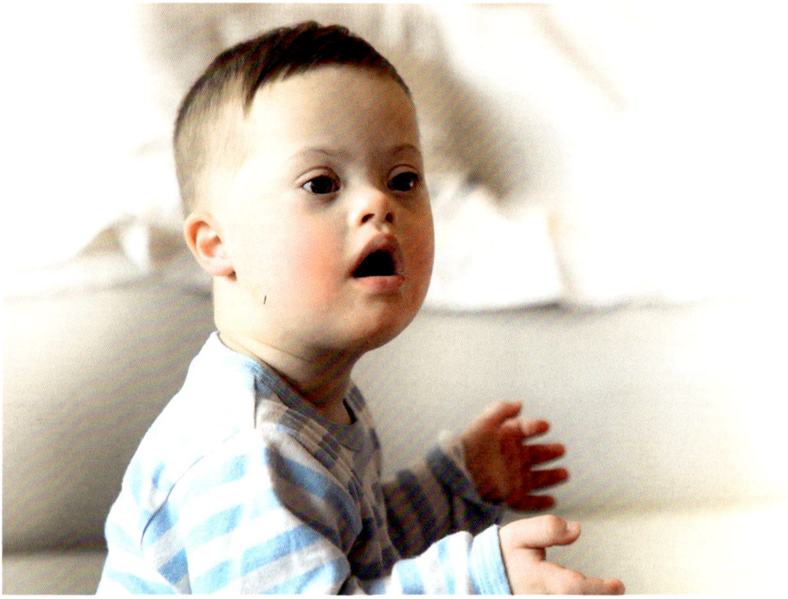

Abb. 1: Kind mit Down-Syndrom und offener Mundhaltung
(© dtatiana – Adobe Stock)

Es gibt auch Babys und Kleinkinder ohne Behinderung und mit offener Mundhaltung, die teilweise stark und viel speicheln. Sie profitieren ebenfalls von einer Frühtherapie.

Sollten Sie ein Kind mit einer **Spaltbildung** an Lippen und/oder Kiefer und Gaumen haben, dann suchen Sie ebenfalls sehr frühzeitig, d. h. in den ersten Lebenswochen, Rat.

| Mögliche Gründe für die ärztliche Verordnung einer logopädischen Behandlung

In diesem Ratgeber soll darauf eingegangen werden, bei welchen Problematiken Sie oder Ihr Kind eine Therapie benötigen.

Gründe für eine Therapie könnten sein:

- Viel Speichelfluss bei Babys und Kleinkindern
- Saug- und Stillprobleme
- Ess- und Schluckprobleme bei der Beikostgabe
- Zahnstellungsanomalien in Verbindung mit einem gegen oder zwischen die Zähne gerichteten Schluckvorgang
- Artikulationsstörungen, z. B. „Lispeln" (Sigmatismus addentalis/interdentalis/ lateralis) in Verbindung mit inkorrektem Schluckmuster
- Mundatmung
- Kiefergelenkbeschwerden
- Kopf- und Gesichtsschmerzen
- Eine geplante Kieferoperation
- Probleme mit dem Zahnfleisch
- Probleme mit dem Halt einer Zahnprothese

Durch diesen Ratgeber sollen Sie die Funktionen im Mund- und Gesichtsbereich in Kurzform kennen- und verstehen lernen. Sie sollen erfahren, was Sie zusammen mit der Logopäd:in und unterstützend durch häusliches Üben tun können.

Die drei zuletzt genannten Gründe für eine Überweisung durch eine Ärzt:in an die Logopäd:in können wir allerdings nur streifen. Dafür sollten Sie die entsprechende Fachliteratur in Anspruch nehmen.

| Was versteht man unter einer „Myofunktionellen Störung“, einer „Dystonie des Schluckaktes in der oralen Phase“ oder einer „Störung des orofazialen Gleichgewichts“?

Diese Begriffe hörten Sie möglicherweise von Ihrer Ärzt:in, Ihrer Logopäd:in oder Sie lasen sie auf einer Verordnung für die Krankenkasse. Was bedeuten sie?

Mit ‚Myo‘ ist ‚Muskel‘ gemeint. ‚Myofunktionell‘ heißt: die ‚Funktion der Muskeln betreffend‘, allerdings nicht der Hand- oder Beinmuskulatur, sondern ganz speziell der Muskeln des Mundes (oral) und des Gesichts (fazial). Dennoch werden Sie sehen, dass bei Problemen der Zungen- und Gesichtsmuskulatur oft auch an Rücken- und Bauchmuskulatur gearbeitet werden muss. Dazu aber später.

‚Dystonie‘ kommt vom griechischen ‚Dys‘, es bedeutet ‚nicht ausgeglichen‘, und ‚...tonie‘ kommt von Tonus, was Muskelspannung bedeutet; es geht also um eine nicht ausgeglichene Muskelspannung beim Schlucken, und zwar während der Phase, die willentlich steuerbar im Mundraum (oral) und kurz zuvor (präoral) abläuft.

Bevor wir erklären, was das falsche Schlucken charakterisiert, wollen wir zuerst aufzeigen, was die normale Schluckfunktion ausmacht.

Was passiert beim richtigen Kauen und Schlucken?

Orale Vorbereitungsphase:

Zunächst wird die Nahrung mit den Schneidezähnen abgebissen oder mit der Gabel/dem Löffel mithilfe der Lippen abgenommen. Beim Abbeißen sehr harter Nahrungsmittel (z. B. einer Karotte) helfen teilweise die Seitenzähne mit. Bei festen Speisen bewegt die Zunge die Nahrung zwischen den Seitenzähnen/Kauleisten hin und her. Das Essen wird eingespeichelt und zwischen den Seitenzähnen zerkleinert. Die Zunge nimmt den entstandenen Nahrungsbrei schüsselförmig auf.

Orale Transportphase:
Die Zungenspitze drückt sich hinter den Schneidezähnen/der Zahnleiste an den Gaumen. Die Zunge befördert den Nahrungsbolus mit einer kraftvollen Wellenbewegung nach oben und hinten. Für diesen Transport von Nahrung und Getränk wird ein Unterdruck im Mundraum aufgebaut. Dafür ist z. B. eine gute Wangenspannung notwendig. An den sogenannten Gaumenbögen (ziemlich weit hinten, in etwa dort, wo wir das /k/ sprechen) wird der Schluckreflex ausgelöst und die **„Pharyngeale Phase“** eingeleitet. Die Nahrung oder das Getränk gelangt dann in den Rachen und über den Kehlkopf hinweg in die Speiseröhre und schließlich in den Magen.

Die Phase vom Abbeißen/Aufnehmen über das Zerkleinern, Sammeln der Nahrung und Hochdrücken der Zunge bis hin zur Auslösung des Schluckreflexes – also die orale Vorbereitungs- und die orale Transportphase – können wir myofunktionell bearbeiten. Eine Verbesserung dieser beiden Phasen kann sich positiv auf alle weiteren Phasen auswirken, weil sich z. B. die Kehlkopfhebung verbessern und sich dadurch beispielsweise der „Magenpförtner“ besser öffnen kann.
Wenn die Nahrung gut gekaut und eingespeichelt wird, beginnt schon im Mundraum eine gute Verdauung. Denn nicht umsonst gilt das Sprichwort „Gut gekaut ist halb verdaut.“

Wenn nicht geschluckt und nicht gesprochen wird, sollte sich die Zunge an ihrer **Ruhelagestelle** befinden, das ist dort, wo das richtige Schlucken beginnt: Die Zungenränder liegen am Zahnfleisch und der vordere Anteil der Zunge schmiegt sich flächig an den Gaumen (hinter den Zähnen). Von hier aus hat die Zunge die Möglichkeit, ohne Aufwand immer wieder korrekt Speichel, Speisebrei und Getränke zu schlucken.

Was passiert beim falschen Schlucken?

Beim falschen Schlucken drücken die Zungenspitze und/oder die Zungenränder gegen oder zwischen die Zähne. Dieser Druck wirkt wie eine falsche Zahnspange.

Pro Tag schluckt man 1000- bis 2000-mal. Bei jedem Schluckvorgang tritt eine Kraft von 1 bis 2 kg auf. Schlimmstenfalls sind dies pro 24 Stunden 4 Tonnen ungünstige Krafteinwirkung auf das Zahnsystem. Auf diese Weise können offene Bisse entstehen oder es kann ein zu starkes Wachstum des Unterkiefers begünstigt werden (Progenie).

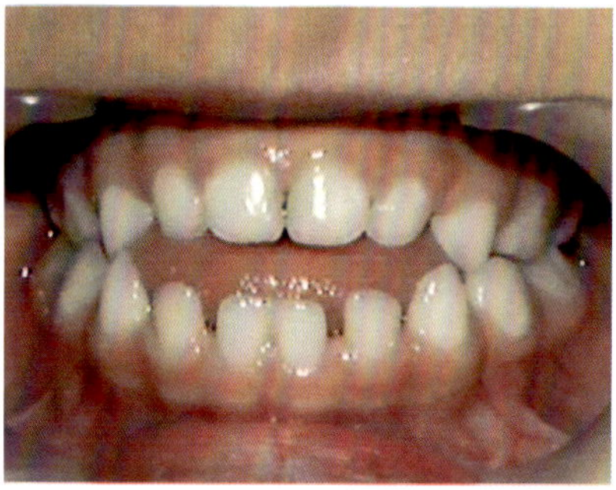

Abb. 2: Offener Biss
(© Wikipedia CC BY-SA 3.0 DE)

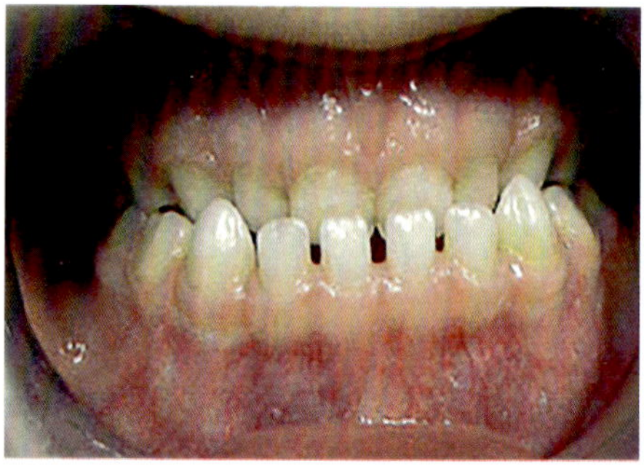

Abb. 3: Echte Progenie
(© kieferpeter at German Wikipedia)

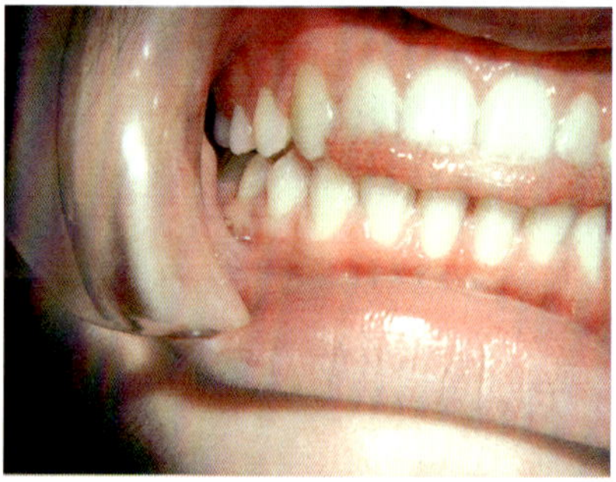

Abb. 4: Die Zunge presst beim Schlucken gegen die Zähne
(© Anita Kittel)

Wenn die Zunge beim Schluckvorgang nach vorn und nicht nach oben in Richtung Gaumen drückt, ist dieser Bewegungsvorgang paradox, denn eigentlich sollen Speichel, Nahrung und Getränk doch nach hinten in den Rachen befördert werden. Um den notwendigen Unterdruck aufbauen zu können, helfen Muskeln mit, die normalerweise beim Schlucken relativ unbeteiligt bzw. in einer ausgeglichenen Spannung sind. Beispielsweise spannen sich oft die Lippen und der Kinnmuskel zu stark an – wir sprechen von einer „Kompensation“ oder von „kompensatorischen Mitbewegungen“.

Durch dieses nach vorne oder in den Seitenzahnbereich gerichtete Schlucken ist die Zungenmuskulatur oft an den Zungenrändern gerötet, verdickt und zeigt häufig Eindrücke der Zähne durch das Pressen. Die Zungenränder sehen dann girlandenförmig aus. Die Zungenmitte dagegen ist meist schwach ausgeprägt und muss in der Therapie durch konsequentes Üben aufgebaut werden.

Wenn die Zunge gerade und weit herausgestreckt werden soll, zeigt sie sich vielfach schüsselförmig am Zungenmittelteil vertieft. Die Muskulatur der Zungenmitte ist zu schwach, um eine gleichmäßig aussehende Zunge erscheinen zu lassen.

Wo befindet sich die Ruhelage der Zunge bei Falschschluckern?

Wie ausgeführt, befindet sich die korrekte Ruheposition der Zunge dort, wo auch das korrekte Schlucken beginnt. Genauso ist es beim Falschschlucken: Nur ist jetzt die Ruhelagestelle zu weit nach vorne an oder zwischen die Zähne oder zur Seite zwischen die Zähne verlagert (auch einseitig möglich). Immer dort, wo sich die Zunge in Ruhelage befindet, beginnt das Schlucken: richtig oder falsch, schädigend oder formend und erhaltend.

Weswegen formend und erhaltend? Im Babyalter sind die Knochen, auch der Gaumenknochen, noch weich und form- bzw. verformbar. D.h., es ist darauf zu achten, dass die Zunge, die zunächst zwischen die Kiefer eingelagert ist, nach und nach die Gaumenposition einnimmt. Wenn das Baby mit der Zeit ständig gaumenwärts schluckt, werden der Kiefer und der Gaumen schön gerundet.

In einem späteren Kapitel gehen wir darauf ein, wie das von der Natur eingerichtete Stillen dazu beiträgt, den Gaumen so zu formen, dass er nicht hoch und spitz wird und der Kiefer nicht zu schmal bleibt. Wenn die Zunge in Ruhe und beim Schlucken nicht am Gaumen anliegt, kann jedoch ein zu hoher Gaumen und zu schmaler Kiefer entstehen.

Welche typischen Veränderungen sind bei einer Myofunktionellen Störung noch zu erkennen?

Sehr häufig sehen wir Kinder mit leicht oder weit offen stehenden Lippen. Ein **fehlender Mundschluss** hat aber meist weitergehende negative Folgen:

> **Machen Sie einmal folgendes EXPERIMENT:**
> Öffnen Sie den Mund weit, allerdings in einer schlaffen Art und Weise. Sie werden feststellen, dass Ihr Kopf in den Nacken fällt, Ihr Rücken rund wird und Ihre Zunge auf den Mundboden fällt. Wenn Sie jetzt – in exakt dieser Haltung (offener Mund, Kopf im Nacken) – schlucken wollen, werden Sie merken, dass das Schlucken sich ungünstig verändert.

Sie haben also bemerkt, dass sich der fehlende Mundschluss auf die Zungenruhelage, die **Körperhaltung** und das Schlucken negativ ausgewirkt hat.

→ FALLBEISPIEL:

Eine Mutter bezeichnet ihren 10-jährigen Sohn als depressives Kind. Der Blick auf die Fotoaufnahme zu Beginn der Therapie zeigt einen gelangweilten Gesichtsausdruck. Bei der Vorstellung, wie Klassenkamerad:innen und Lehrer:innen auf ein solches Kind reagieren würden, wird klar, dass die Mitschüler:innen wahrscheinlich wenig Lust auf ein Spiel mit dem schlaffen Freund zeigen werden. Die Lehrer:in nimmt an, dass das Kind in Ruhe gelassen werden will.

Ein Einordnen in die entsprechende „Schublade" ist auch in diesem Fall vorprogrammiert und verstärkt die äußere und innere Haltung des Jungen. Durch Training der Gesichts- und Zungenmuskulatur, Arbeit an der Körperhaltung und Körperkoordination ergibt sich nach 22 Therapiestunden ein ganz anderer Gesichtsausdruck.

Prüfen Sie sich und decken Sie das zweite Foto ab, während Sie das erste betrachten, dann wechseln Sie: Würden Sie auf das erste Kind (Abb. 5) anders eingehen als auf das zweite (Abb. 6)?

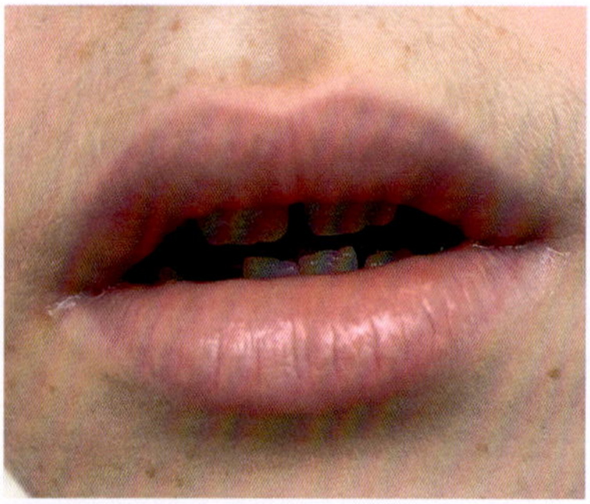

Abb. 5: Mundatmung, fehlerhafte Zungenruhelage am Mundboden, Speichelbläschen in den Mundwinkeln
(© Nina Oster)

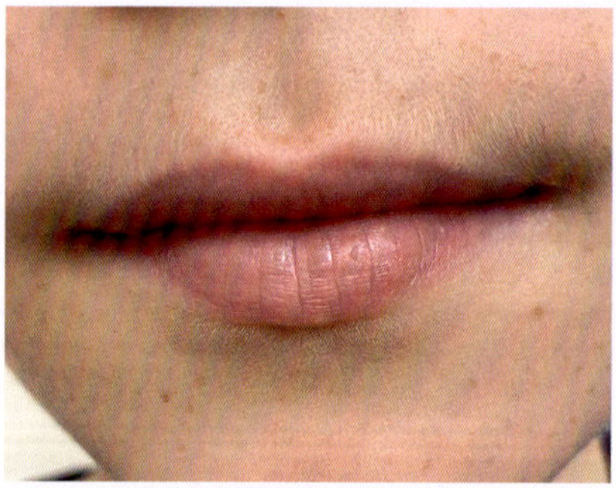

Abb. 6: Am Ende der Therapie zeigt sich eine ausgeglichene Lippenspannung mit Auswirkung auf den Gesichtsausdruck
(© Nina Oster)

Das ist jedoch nicht alles: Zusätzlich tritt oft ständiges **Lippenlecken** auf. Bei häufig offenem Mund trocknen die Lippen aus und werden rissig. Die Zunge wird sie befeuchten, was aber nur kurze Erleichterung bringt. Immer häufiger wird befeuchtet, immer schneller trocknen die Lippen aus; es entsteht eine Gewohnheit, die die Kinder oft gar nicht mehr bemerken. Auch wird die Tendenz, die Zunge nach vorne zu strecken, dadurch noch weiter verstärkt. Wenn der Mund ständig offen ist, wird der Nasen-Rachen-Raum anfälliger für Erkältungen. Das wiederum verfestigt die Gewohnheit, den Mund offen zu halten. Nicht nur **Schnupfen** und **Mittelohrentzündungen** sind die Folge, sondern auch eine **Vergrößerung der Gaumen-** und **Rachenmandeln**. Sind diese dann wirklich groß geworden, ist es tatsächlich nicht mehr möglich, den Mund zu schließen und durch die Nase zu atmen. Es ist ein richtiger Teufelskreis.

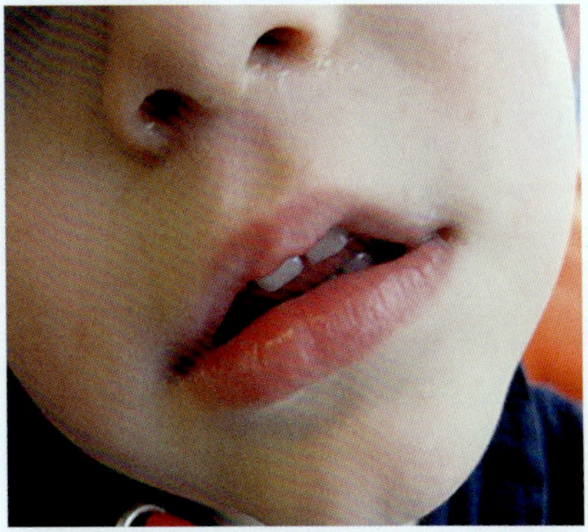

Abb. 7: Kind mit fehlendem Mundschluss, falscher Zungenlage, schiefer Kopfhaltung, verdickter Unterlippe und verkürzter Oberlippe
(© Nina Oster)

Bleibt der Mund dauernd offen, hat das auch Auswirkungen auf die gesamte **Mimik**. Wenn die Lippen, obwohl das Kind nicht spricht, grundsätzlich offen bleiben, **verkürzt sich die Oberlippe**. Es ist Ihnen wahrscheinlich bekannt, dass Muskeln, die nicht benutzt werden, kurz werden. So geschieht es auch im Fall der offenen Mundhaltung: Die Oberlippe wird dünn und erreicht nicht mehr die gerade Linie, die Sie in Gedanken zwischen den Mundwinkeln ziehen können.

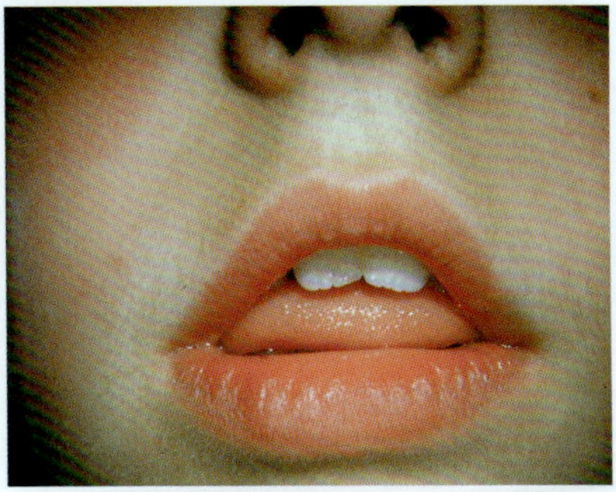

Abb. 8: Die Unterlippe ist verdickt und nach außen gerollt, die Zungenruhelage ist nicht korrekt
(© Anita Kittel)

Die Unterlippe dagegen folgt der Schwerkraft und rollt sich nach außen. Sie können also – nicht immer, aber sehr häufig – eine nach außen **gerollte, gerötete Unterlippe** beobachten. Oft erscheint noch die Zunge zwischen den Zähnen. Dadurch, dass auch die **Wangen- und Augenmuskulatur** erschlafft, entsteht ein etwas „dümmlicher" **Gesichtsausdruck**. Leider wird aufgrund des veränderten Aussehens wegen einer Erschlaffung der Gesichts- und Zungenmuskulatur auf die Intelligenz oder das Interesse einer Person geschlossen.

Eventuell glaubt die Lehrer:in in der Schule, Ihr Kind sei uninteressiert und verfolge den Unterricht nur gelangweilt oder sei gar nicht bei der Sache. Diesen Schluss zieht sie aufgrund der körperlichen Signale: erschlaffte Gesichtsmuskulatur, offen stehender Mund, „Rumhängen" aufgrund schlechter Körperhaltung.

Welche weiteren Probleme können auftreten?

Bei Kindern mit Myofunktionellen Störungen sind häufig noch andere Auffälligkeiten zu erkennen. Dazu gehören:

- **Störung der Augen-Hand-Koordination**

> **→ FALLBEISPIELE:**
>
> *Alexander ist gut erzogen und überhaupt nicht schüchtern, bei der Begrüßung per Handschlag schaut er jedoch an die Decke.*
>
> *Petra sieht beim Händeschütteln auf den Boden. Beim Malen in die Luft, z. B. einer großen Acht, die nicht steht, sondern „liegt", weichen Petras Augen prompt an einer bestimmten Stelle von der Verfolgung der Achter-Bahn mit dem Blick ab.*

Bei beiden Kindern, die eine Myofunktionelle Störung haben, also die Besonderheiten, die oben aufgezählt wurden, ist außerdem eine Störung des Zusammenspiels von Auge, Hand und Mund zu erkennen.

- **Probleme mit der Konzentration, der Motivation und des Durchhaltevermögens**
  Oft geht Gesagtes zu einem Ohr rein und zum anderen wieder hinaus. Sich zu etwas aufzuraffen und an einer Sache auch länger dran zu bleiben, fällt nicht allen, aber vielen Kindern mit Myofunktionellen Störungen schwer.
- **Probleme mit der Körperkoordination**
  Beim Durchführen bestimmter kombinierter Überkreuzbewegungen als Übung verheddern sich Arme und Beine (z. B. Hampelmann).
- **Probleme mit der Körperhaltung**
  Wie oben schon angedeutet, haben nicht nur die Zunge und die Lippen ein „Haltungsproblem" (die Zunge befindet sich nicht am Gaumen, sondern „hängt" raus oder liegt an den Zähnen; die Lippen halten nicht den Mundschluss), sondern auch der Rücken, die Schultern, die Füße, der Nacken, der Kopf.

Der Rücken ist im Sitzen meist rund. Der Kopf liegt eventuell im Nacken. Die Schultern sind hochgezogen oder nach vorne gebogen. Die Füße werden oft um die Stuhlbeine gedreht oder stehen nur mit den Zehenspitzen auf dem Boden. Im Stehen sieht man häufig ein Hohlkreuz.

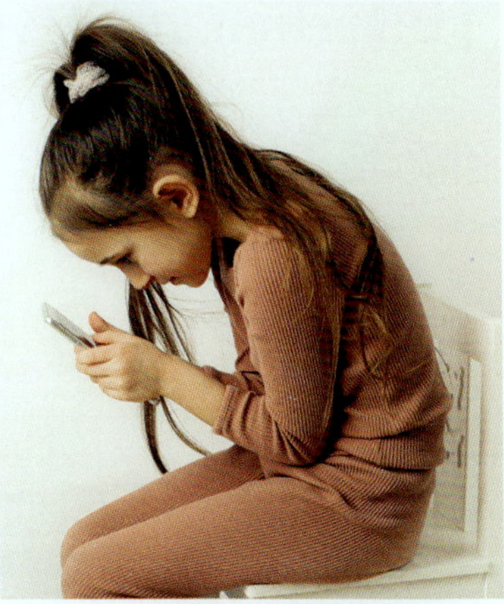

Abb. 9: Eine solche Haltung erschwert die Einhaltung der korrekten Zungenruhelage am Gaumen
(© Маргарита Медведева – Adobe Stock)

Wie lassen sich die beschriebenen Merkmale beseitigen, verbessern, verändern?

- Die Therapie geht auf die Merkmale einer Myofunktionellen Störung ein. Dabei wird versucht, alte Gewohnheiten zu verlernen, wie z. B. die Zunge zwischen den Zähnen zu halten oder mit offenem Mund zuzuhören. Die Zungen-, Gesichts- und Körpermuskulatur wird ausgeglichen, fit gemacht. Das korrekte Schlucken wird erlernt.
- Eine **Selbsttherapie** stellen wir uns schwierig vor.
- Aber es ist unabdingbar, dass Sie die Zusammenhänge verstehen und durch dieses Verständnis den Fortgang der Therapie durch beständiges Üben fördern. Im Weiteren werden wir Ihnen Möglichkeiten der Übung für zu Hause aufzeigen.
- Beim Ändern von oft über Jahre hinweg eingeschliffenen Muskelzuständen und Funktionsabläufen ist es notwendig, dass eine gute Motivation zum Üben erhalten bleibt. Der Erfolg der Umstellung zu korrekter Zungenruhelage, korrektem Schlucken und guter Körperhaltung steht und fällt mit der stetigen Motivation und dem unablässigen Training.
- Es geht um Muskeln, aber Muskeln verbessern sich bekanntermaßen nicht von alleine. Das wissen wir aus dem Sport. Also – nur durch konsequentes, das heißt regelmäßiges, rhythmisch in den Alltag eingebautes Training wird es auch bei der Myofunktionellen Störung eine Änderung geben. Aber – Sie und Ihr Kind werden es schaffen, wie viele andere es schon bewiesen haben.

| Ursachen von Myofunktionellen Störungen

Sie fragen sich:

- Woher kommt es, dass mein Kind Probleme mit dem Mundschluss, mit der Zungenlage, mit dem Schlucken gegen den Gaumen hat?
- Woran liegt es, dass ich dauernd gegen die Zähne presse und ich daher Probleme mit dem Zahnfleisch bekommen habe?
- Wieso hält meine Zahnprothese nicht – hat etwa auch die Zunge Schuld?

Wenn wir im nachfolgenden Text einige Ursachen benennen, kann es sein, dass Sie nichts finden, was auf Ihren Fall zutrifft. Manchmal sind die Ursachen nicht eindeutig oder sie setzen sich aus einigen nicht so offensichtlichen Gründen zusammen. Trotzdem werden wir Ihnen einige Dinge aufzählen, die zu Myofunktionellen Störungen führen können, aber nicht zwangsläufig führen müssen:

Störungen während der pränatalen Entwicklung und der Schwangerschaft

Bekannte oder auch unbekannte ungünstige Einflüsse während der Entwicklungsphase des werdenden Lebens können sich später auf die Muskulatur allgemein und auch auf die Koordinierungsfähigkeit von Zunge, Lippen, Gesichts- und Körpermuskulatur auswirken.

Störungen während der Geburt

Es könnte sein, dass ein von Ihnen nicht mal bemerkter, da sehr kurzzeitiger Sauerstoffmangel leichte Schädigungen bewirkt hat, die sich später in oben erklärter Weise auswirken könnten. Sauerstoffmangel durch eine um den Hals geschlungene Nabelschnur wäre eventuell ein Grund für Probleme der Muskelfunktionen.

Genetische Anlage

In manchen Fällen ist eine vererbte Anlage bekannt oder Sie sehen eigene Probleme oder Probleme eines anderen Familienmitgliedes auf dem gleichen Gebiet. Haben Sie keine Schuldgefühle: Sie können mit intensivem Üben einiges bei sich selbst und Ihrem Kind ändern. Unterstützen Sie Ihr Kind, damit es seine Schwierigkeiten meistert.

Syndrome, z. B. Down-Syndrom oder Lippen-, Kiefer-, Gaumenspalten

Bei diesen Störungsbildern werden Sie mit Problemen im Mundbereich rechnen müssen. Daher unser Rat: Suchen Sie bereits in den ersten Lebenswochen fachliche Hilfe. Sie können durchaus verhindern, dass ein sehr ausgeprägtes Bild entsteht.

Kinder mit Down-Syndrom zeigen sehr häufig Auffälligkeiten im orofazialen Gleichgewicht. Durch einen frühen Therapiebeginn können die Mundfunktionen günstig beeinflusst werden. Wird die Zungenruhelage so trainiert, dass sich die Zunge in Ruhe im Mund befindet, wirkt das Kind schon viel weniger behindert.

Verkürztes oder zu weit vorn angewachsenes Zungenband

Das Zungenband hat eine segelförmige Struktur und verbindet die Unterseite der Zunge mit dem Mundboden. Ein zu weit vorn ansetzendes oder ein extrem kurzes Zungenbändchen kann die Zungenbeweglichkeit sehr stark einschränken.
Ist das Zungenband an der Zungenspitze angewachsen, zeigt sich eine „Einkerbung“ an der Zungenspitze – eine Art „herzförmige“ Einziehung, vor allem beim Herausstrecken der Zunge.

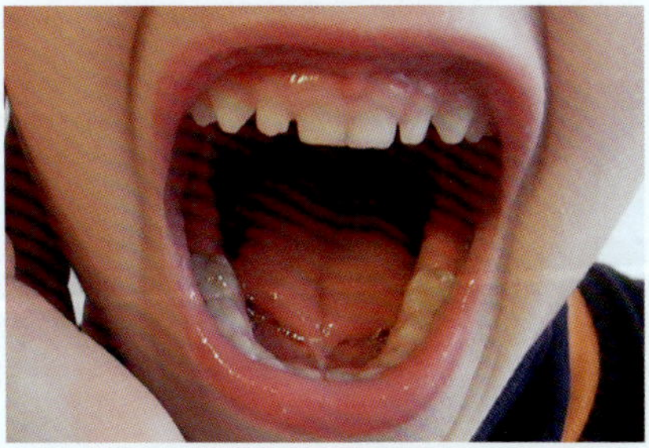

Abb. 10: Das Zungenband ist an der Zungenspitze angewachsen
(© Nina Oster)

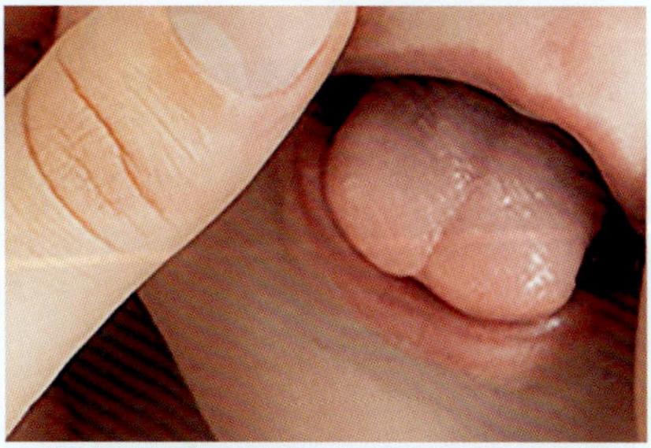

Abb. 11: Herzförmig eingezogene Zungenspitze bei einem Baby
(© andreaobzerova – Adobe Stock)

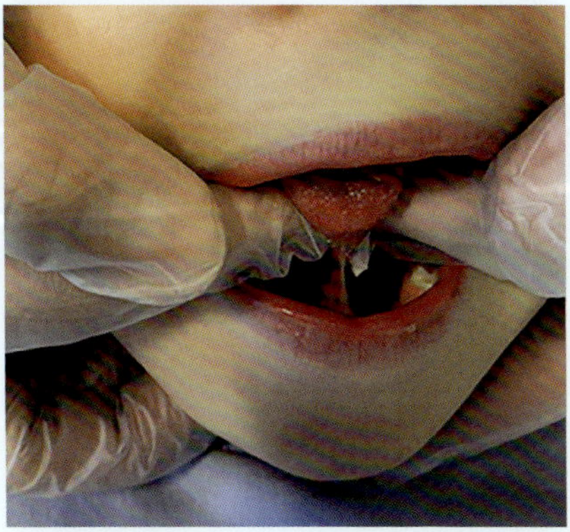

Abb. 12: Dieses Zungenband ist lang genug, aber zu weit vorn angewachsen
(© Nina Oster)

EXPERIMENT

Öffnen Sie den Mund so weit, dass zwei Finger (Zeige- und Mittelfinger übereinander gelegt) zwischen obere und untere Zahnreihe passen. Das Zungenbändchen ist anatomisch korrekt, wenn sich die Zunge sowohl gut an den Gaumen anschmiegen als auch jeweils den letzten Backenzahn hinten oben berühren kann. Dabei sollte die Halsmuskulatur oder das Gesicht entspannt bleiben.

Säuglingsernährung

Um eine eventuelle Ursache von Myofunktionellen Störungen auszuschalten, möchten wir zunächst beschreiben, wie eine optimale Säuglingsernährung aussehen sollte.

Stillen als günstige Säuglingsernährung

Jedes Baby schluckt zunächst so, wie es später nicht mehr schlucken soll. Es schiebt seine Zunge nach vorne zwischen die Kiefer. Die Natur hat es aber so eingerichtet, dass ein Baby durch täglich mehrmaliges und über mindestens sechs Monate fortwährendes Stillen sich ein Schlucken einprägt, das es später braucht: Ein Schlucken, das sich dann nicht mehr zwischen den Kiefer bzw. gegen die sich nach und nach einstellenden Zähnchen richtet, sondern gegen den Gaumen.

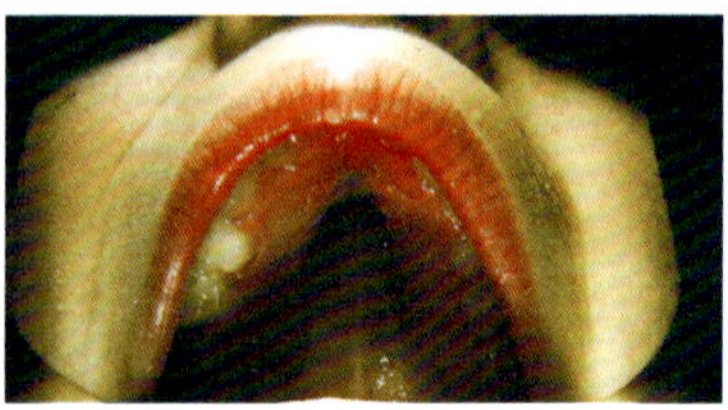

Abb. 13: Ein zu hoher Gaumen
(© Anita Kittel)

Das Schlucken gegen den Gaumen ist insofern wichtig, da sich durch die vielen, vielen Schluckvorgänge gegen den Gaumen eine notwendige Dehnung und Weitung des Kiefers ergibt, damit später alle Zähne Platz haben.

Beim Stillen werden die Lippen und die Zunge in idealer Weise trainiert, auch der Unterkiefer entwickelt sich so, dass eine gute Bisslage entsteht. Durch das Stillen beugt die Mutter also Zahn- und Kieferanomalien vor. Das Baby trainiert auch seine Lippen, um einen guten Mundschluss zu haben.

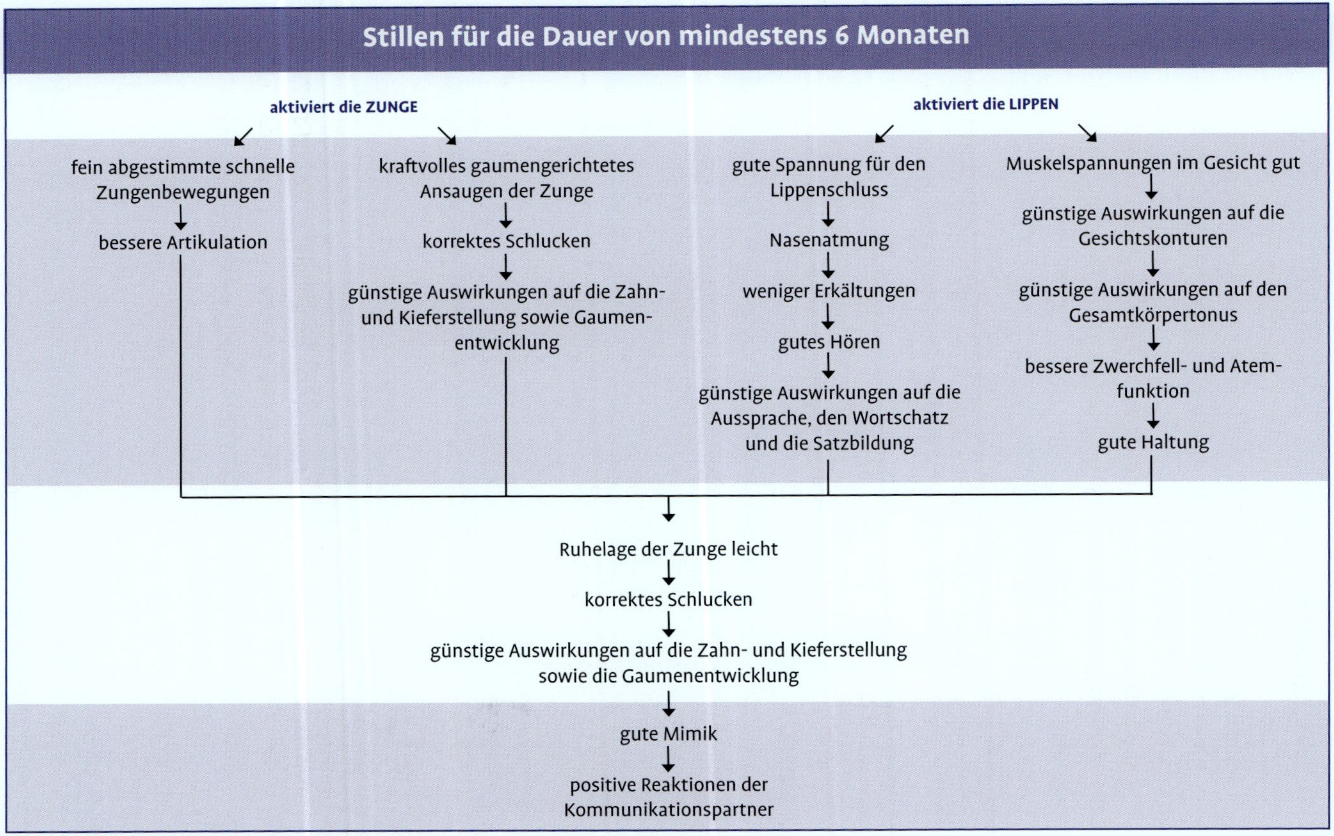

Abb. 14: Positive Auswirkungen des Stillens

Warum ist der Mundschluss wichtig?

Bei geschlossenem Mund

- bleibt die Zunge leichter an ihrem Platz am Gaumen. Das ist für das korrekte Schlucken wichtig und wirkt sich somit günstig auf die künftige Zahn- und Kieferstellung sowie die Gaumenentwicklung aus.
- ist die Muskelspannung im Gesicht gut. Dadurch entwickeln sich straffe Gesichtskonturen und eine gute Mimik, was entsprechende positive Reaktionen beim Gegenüber hervorruft.
- ist nur Nasenatmung möglich. Erkältungen und Mittelohrentzündungen sind seltener. Das hat zur Folge, dass das Kind gut hört und so auch die korrekte Aussprache leichter nachahmen, viel Wortschatz aufnehmen und die richtige Satzbildung imitieren kann.

Beim Stillen wird auch die Zunge aktiviert und trainiert. Warum ist eine trainierte Zunge wichtig?

Eine trainierte Zunge

- beherrscht fein abgestimmte schnelle Zungenbewegungen und kann daher später weder verwaschen noch vernuschelt, sondern deutlich artikulieren.
- beherrscht ein kraftvolles Ansaugen an den Gaumen. Dies ist Voraussetzung für das korrekte Schlucken, damit die Zahn- und Kieferstellung nicht gestört wird und der Gaumen sich ebenfalls normal entwickeln kann.

Vorteile des Stillens

- Die Zungen-, Lippen- und Gesichtsmuskulatur wird trainiert, was für das spätere richtige Sprechen wichtig ist.
- Die Entwicklung von Gaumen, Gebiss und Gesichtslinien wird positiv beeinflusst.
- Die korrekte Zungenruhelage wird gefördert, und damit wird das richtige Schlucken angebahnt.

So weit also der Nutzen des Stillens und dessen Vorteile aus logopädischer Sicht.

Allerdings ist zu bedenken, dass nicht alle gestillten Kinder davor gefeit sind, Störungen des Schluckens zu entwickeln, da es ja noch einige andere Ursachen gibt. Einer Mutter ist anzuraten, wenn irgend möglich, nicht auf die vorbeugende Maßnahme des Stillens zu verzichten. Außerdem hat Stillen natürlich noch viele andere, hier nicht zu beschreibende Vorteile.

Noch ein Tipp an werdende Mütter: Verlassen Sie sich nicht nur auf sich selbst, die Hebammen und Kinderkrankenschwestern. Informieren Sie sich im Voraus über das Stillen bzw. gehen Sie nach der Geburt in eine Stillgruppe. Auf jeden Fall geben Sie nicht zu schnell bei Schwierigkeiten auf. Stillen lohnt sich aufgrund der oben beschriebenen Vorteile und der vielen hier nicht genannten.
Sollten sie allerdings nur ca. sechs Wochen stillen und dann zwei Jahre lang eine ungünstige Flasche geben, ist der Übeeffekt zu gering.

Flaschenernährung – die „richtige" Flasche zählt

Bei der Flaschenernährung sollte man darauf achten, keine ungünstige Flasche zu verwenden. Was heißt „eine ungünstige Flasche"? Korrekterweise sollten wir nicht von einer ungünstigen Flasche sprechen, sondern von ungünstigen Flaschensaugern.

Was sind ungünstige Flaschensauger?

Eine Flasche bzw. das Saugen der Säuglingsnahrung mithilfe eines Flaschensaugers ersetzt nicht die Mutterbrust. Wenn wir die gängigen Sauger anschauen, weichen viele von den Merkmalen der Brust ab.
Bei vielen Saugern ist die Lippenauflage im Durchmesser zu klein. Die Lippen werden eher offen gehalten und nicht trainiert. Die Zunge gerät dabei zu weit nach vorne und kann das Hochsaugen an den Gaumen nicht erlernen. Späteres Schlucken z. B. gegen die Zahnreihen kann zu Zahn- und Kieferfehlstellungen führen. Weitere mögliche Folgen sind: hoher Gaumen, schmaler Kiefer, Kreuzbiss sowie weitere Zahn- und Kieferfehlstellungen, Mundatmung, Speichelfluss sowie Störungen in der Aussprache.

Was passiert beim Stillen im Unterschied zum Flaschentrinken?

Das Baby umfasst mit seinen Lippen die Brustwarze und den Warzenvorhof. Mit seiner Zunge muss es nun Richtung Gaumen drücken, damit die Milch ausgepresst wird. Was ist beim Flaschentrinken anders?
Das Problem der Flaschensauger ist, dass manche Sauger einen zu kleinen Durchmesser haben. Viele Babys rutschen mit ihren Lippen über das Lippenschild hinaus, dadurch reicht der Sauger zu weit in den Mund hinein, und es wird mit der Zunge versuchen, den Nippel nach vorne zu schieben. Aber genau dieses Vorschieben der Zunge wird durch das Stillen abgebaut. Beim Saugen an einem Sauger mit zu kleinem Lippenschild bzw. zu kleinem Durchmesser der Lippenauflage wird dagegen das nach vorne gerichtete Schlucken nicht abgebaut, sondern erhalten. Das ist oft die Ursache für eine Myofunktionelle Störung, denn die Zunge schluckt vorwärts statt gaumenwärts und drückt später gegen die Zähne und verschiebt sie, indem sie einen offenen Biss erzeugt.

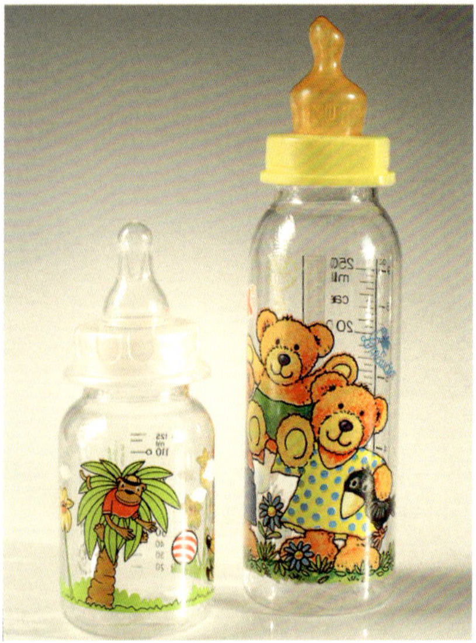

Abb. 15: Lippenschild mit kleinem Durchmesser
(© Bernhard Krause)

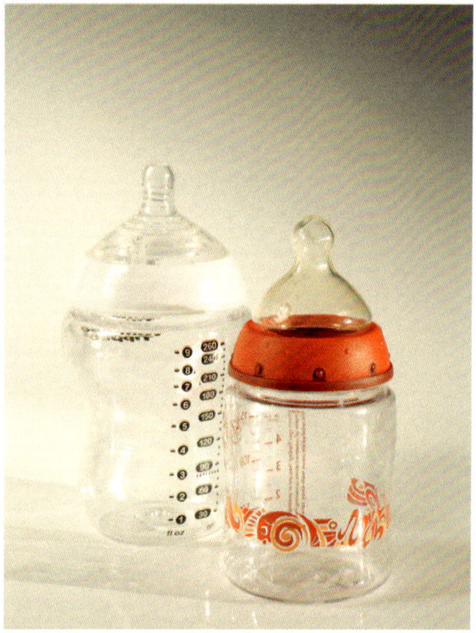

Abb. 16: Lippenschild mit großem Durchmesser
(© Bernhard Krause)

Als Ursache der Myofunktionellen Störung würde dann festgestellt: **nicht abgebauter, vorwärts gerichteter Schluckreflex durch ungünstige Säuglingsernährung, zungen-offener Biss.**

Verwenden Sie am besten einen Flaschensauger mit einem breiten Lippenschild, um auch bei der Flaschenernährung die Muskulatur zu fördern. Bei Flaschen mit einem großen Lippenschild halten die Lippen lediglich den Nuckel, sodass die Zunge diesen aktiv an den Gaumen saugen muss.

Was ist noch zu beachten, wenn mit der Flasche gefüttert wird?

Sollten Sie mit der Flasche füttern, achten Sie darauf, dass das Loch am Sauger nur so groß ist, dass die Flüssigkeit, sei es Milch, Tee oder Fruchtsaft, nur im Sekundenrhythmus tropft. Das sollten Sie unbedingt ausprobieren. Denn falls die Flüssigkeit schneller austropft, wird sich das Kind durch Vorschieben der Zunge wehren müssen.

Ein Kind ist nicht bis ins Vorschulalter ein Säugling. Wann ist der Saugreflex abgebaut? Ab wann braucht es theoretisch weder Brust noch Flasche? Viele Reflexe werden im ersten Lebensjahr von anderen Funktionen abgelöst. Mit dem Bechertrinken und der Beikostgabe wird das „babyhafte" Schluckmuster, bei dem die Zunge nach vorn zwischen die Zahnleisten schluckt, in ein immer mehr in Richtung Gaumen gerichtetes Schluckmuster umgebahnt.

Wann sollte das Kind mit Löffel und Tasse ernährt werden?

Ab dem 5.–6. Lebensmonat sollte aus logopädischer Sicht mit der Beikostgabe mit dem Löffel sowie mit dem Trinken aus einem Becher/Glas begonnen werden. Das Kind entwickelt sich vom Säugling zum Kleinkind. Bis ca. 12–18 Monate sollte die Brust bzw. Flasche komplett durch andere Nahrung und das Trinken aus einem Becher ersetzt werden. Ein zu langes Stillen/Saugen hemmt die oben beschriebene Umbahnung des Schluckmusters. Wir empfehlen „Fingerfood" (z. B. gekochte Brokkoli-Röschen/gekochte Karottenstreifen/kleine Brotstücke) und andere festere Nahrungsmittel dann, wenn das Kind selbstständig stabil und aufrecht sitzen kann. Und das Kind sollte sich gut und selbstständig vom Rücken in die Bauchlage und zurück drehen können. Meist sind die Fähigkeiten für das kräftige Abbeißen und Kauen um das Krabbelalter herum gut entwickelt. Denn: Eine gute Rumpfkontrolle unterstützt die kräftige Abdruckbewegung der Zunge an den Gaumen und fördert eine gute Kehlkopfhebung. Und wenn der ganze Körper das Drehen und Überkreuzen der Mittellinie (krabbeln) gut geübt hat, kann die Zunge die Seitwärtsbewegungen (Zungenlateralbewegungen) beim Kauen durchführen.
Hier zeigt sich erneut der enge Zusammenhang von Grob- und Mundmotorik.

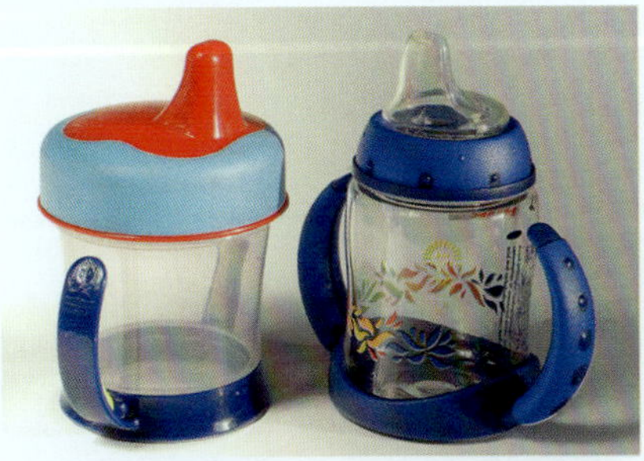

Abb. 17: Trinklernflaschen sind ungünstig, weil der Nippel die Zunge unten hält und Trinken nur mit offener Kieferhaltung möglich ist. Beim Schlucken sollen die Zahnreihen geschlossen werden.
(© Bernhard Krause)

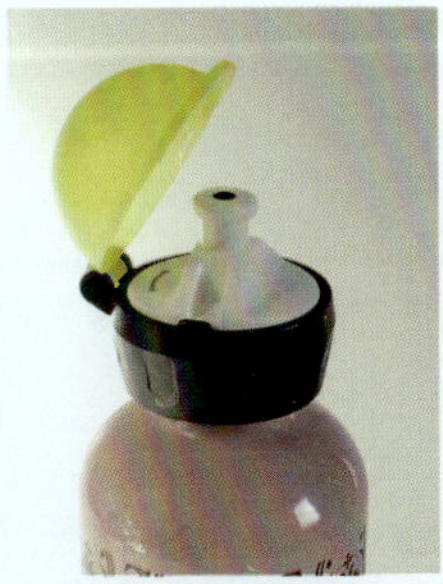

Abb. 18: Auch hier lernt die Zunge das falsche Schluckmuster
(© Bernhard Krause)

Beim Füttern mit dem Löffel wird dieser leicht auf die Zunge gedrückt. Dieses Vorgehen verhilft der Zunge, sich anschließend als Gegenbewegung gegen den Gaumen zu drücken. Natürlich geht das noch nicht ganz reibungslos. Das Baby wird noch manchmal Speisebrei vor die Lippen schieben. Aber durch tägliche Übung wird es bald immer besser funktionieren.

Bieten Sie dem Kind, sobald es feste Nahrung bekommt, **unterschiedliche Geschmacksqualitäten** und ganz wichtig: Regen Sie das Kauen an, indem Sie ihm wirklich **feste Nahrung** (z. B. harte Brotrinde etc.) geben. Achten Sie unbedingt darauf, dass das Nahrungsangebot nicht zu weich und süß ist. **Kauen ist für die Zahn- und Sprechentwicklung wichtig.**

Verwenden Sie für das Trinken keine Schnabelflaschen und keine Schnabeltassen!
Warum? Immer wenn etwas in den Mund hineinragt, wird die Zunge sich dahin richten. Was bedeutet das? Sie haben durch das Stillen oder das Füttern mit einem korrekten Flaschensauger erreicht, dass Ihr Kind gaumengerichtet schluckt, und nun würden Sie durch das Angebot eines Schnabels das Erreichte wieder zerstören. Das Kind würde sich wieder angewöhnen, wie ein Säugling vorwärts zu schlucken. Dies würde negativen Einfluss auf die nun bald erscheinenden Zähnchen ausüben.

EXPERIMENT
Simulieren Sie eine Schnabeltasse, indem Sie den Zeigefinger zwischen die Zähne stecken, oder nehmen Sie wirklich eine Schnabeltasse. Beobachten Sie Ihre Zunge, wie sie sich gegen den Schnabel richtet und wie sie die korrekte Zungenstellung beim Schlucken zur falschen Stellung hin verändert.

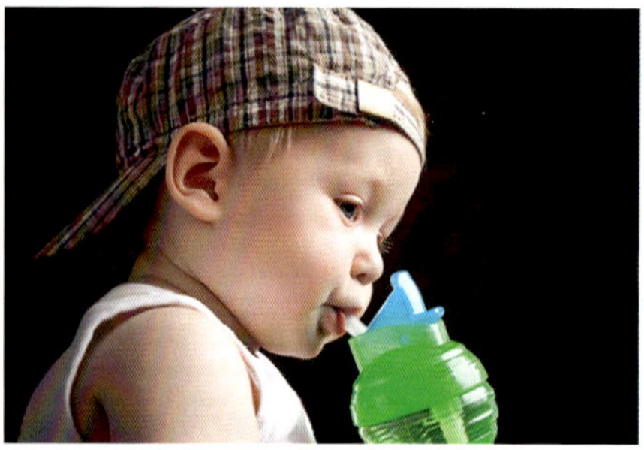

Abb. 19: Trinklernhilfe
(© Nina Oster)

Verwenden Sie deshalb normale Tassen, eventuell mit einem Deckel, der einen Ausschnitt hat, um diese Fehlhaltung zu verhindern.

Eine Flasche mit längerem Silikonhalm ist akzeptabel, sollte aber nur in besonderen Situationen eingesetzt werden.

Lutschgewohnheiten

Wenn Ihr Kind zeigt, dass es eine Tendenz zum **Daumenlutschen** hat, versuchen Sie unter allen Umständen, ihm einen Schnuller anzugewöhnen.

Warum soll das Kind nicht am Daumen lutschen?

Wenn der Daumen im Mund ist, wird die Zunge nach unten auf den Mundboden gedrängt und gewöhnt sich das Schlucken in dieser Position an. Außerdem wird der Daumen den Kiefer verformen. In das entstandene „Loch" rutscht die Zunge hinein, schluckt auch dort hinein und erhält diese Kieferform. Die Kieferorthopäd:in wird später Probleme mit einer Regulation haben, solange ihr die Zunge durch falsches Schlucken entgegenarbeitet. Versuchen Sie in solchen Fällen, dem Säugling unbedingt einen Schnuller anzugewöhnen, damit das Kind vom Daumen abgelenkt wird. Den Schnuller können Sie viel leichter abgewöhnen als den Daumen, der immer dabei ist. Auch später noch, wenn das Kind größer ist und es ihm langweilig oder unangenehm wird, wird er immer wieder unbemerkt in den Mund rutschen, obwohl es das Kind nicht mehr will.

Welchen Schnuller sollten Sie nehmen?

Alle symmetrischen, quer-oval geformten Schnuller sind empfehlenswert.
Diese gibt es z. B. von:

- Avent
- Mollis
- MAM
- Babylove

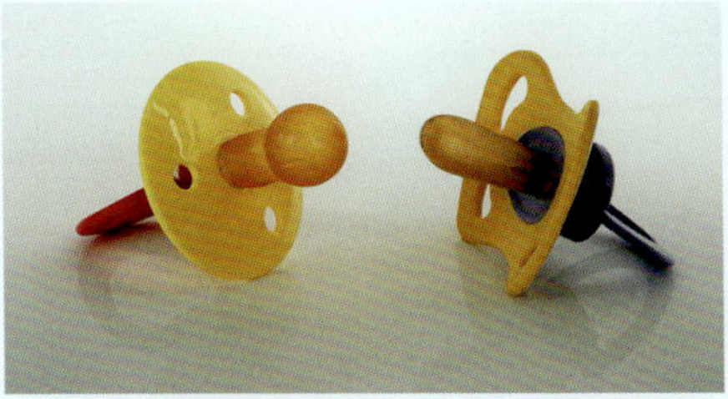

Abb. 20: Schnuller mit Kirschform sollten nicht verwendet werden. Sie öffnen den Biss zu stark
(© Bernhard Krause)

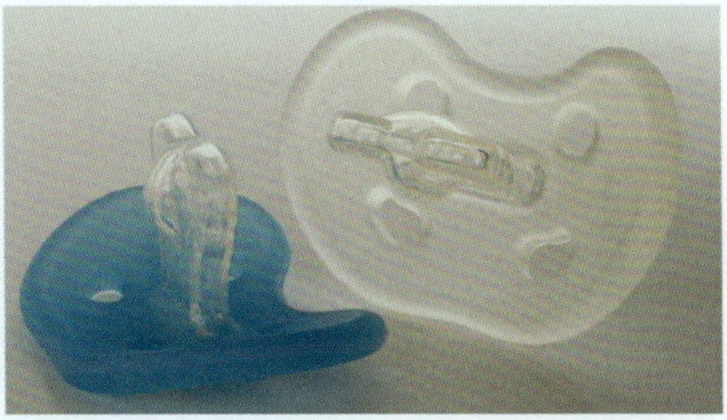

Abb. 21: Querovale Sauger bringen weniger Kunststoff zwischen die Kiefer/Zahnreihen
(© Bernhard Krause)

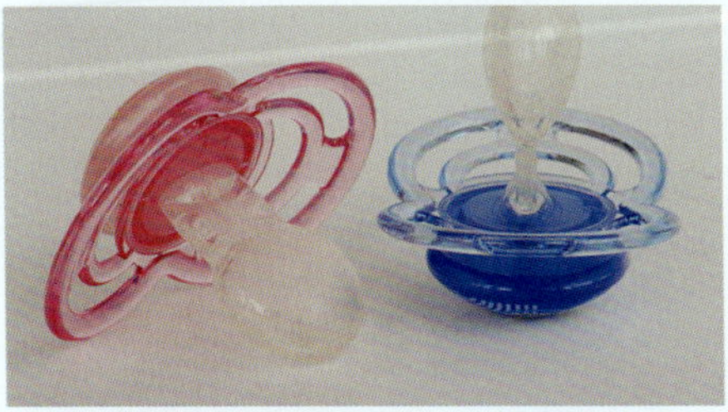

Abb. 22: Möglichst wenig Kunststoff zwischen den Kiefern ist wichtig!
(© Bernhard Krause)

Von manchen Marken gibt es sowohl Silikon- als auch Latexsauger.
Wenn Sie einen Schnuller angewöhnen, bedenken Sie jedoch, dass auch Schnuller den Biss öffnen, wenn sie das Kind zu viel und zu lange benutzt.

Ein Schnuller sollte

- möglichst zwischen 1,5 und 2,5 Jahren (**allerspätestens** mit 3 Jahren) abgewöhnt werden. Dann ist es noch leicht, ihn dem Nikolaus mitzugeben, ihn der Tante zu schicken, die weit weg wohnt und ein Baby erwartet usw. Wenn Sie es später versuchen wollen, werden Sie Probleme haben.
- nicht ständig im Mund sein. Deshalb den Schnuller nicht mit Kettchen am Jäckchen befestigen; das Klappern erinnert das Kind dauernd an den Schnuller. Den Schnuller nur bei Bedarf geben.

Was kann gegen das Daumen- oder Fingerlutschen unternommen werden?

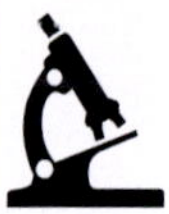

EXPERIMENT
Lutschen Sie selbst mal am Daumen. Beobachten Sie jetzt, wo Ihre Zunge liegt. Wie schlucken Sie? Natürlich unten. So wird das falsche Schluckmuster wieder angewöhnt, das durch das Stillen umgepolt wurde. Aber trotz Stillens schluckt Ihr Kind so, wie Sie es gerade auch tun.

Erstellen Sie zusammen mit Ihrem Kind einen Wochenplan. So oft der Daumen oder Finger in den Mund rutscht, wird in der Tabelle ein Strich gemacht.

	Montag	Dienstag	Mittwoch	Donnerstag	Freitag	Samstag	Sonntag
Vor der Kita/Schule							
In der Kita/Schule							
Nach der Kita/Schule							
Vor dem Zubettgehen							
Während des Schlafens							

Wenn klar ist, wann die Hauptzeiten des Lutschens sind, sollten Sie folgendermaßen vorgehen. Lutscht das Kind vorwiegend tagsüber am Daumen, soll es, bevor es ihm langweilig wird, einen Apfel essen, etwas malen oder zeichnen oder den Eltern bei einer Tätigkeit helfen.

Schlagen Sie Ihrem Kind Folgendes vor:

- Klebe ein Pflaster auf den Lutschfinger. Male einen Smiley darauf ☺. Wenn du an diesem Finger saugen willst, wird es nicht gut schmecken.
- Jedes Mal, wenn der Finger Richtung Mund will, sagst du: „STOPP! Ich brauche den Finger nicht im Mund. Ich kann den Finger draußen lassen."

Wenn das Lutschen aber hauptsächlich **nachts** vorkommt, gehen Sie wie folgt vor:

- Das Kind soll den Daumen abends bewusst mit den anderen Fingern zudecken/schlafen legen.
- Das Kind darf das übergroße langärmelige Schlafanzugoberteil eines Elternteils anziehen. Es wird vorne zugeknotet.
- Kürzen Sie einen Spatel so, dass zwei Zentimeter über den Lutschfinger hinaus reichen, und befestigen Sie ihn mit einem Pflaster an dem Lutschfinger. Jetzt ist der Finger geschient und wird nicht mehr zum Lutschen zu gebrauchen sein.
- Ziehen Sie einen leichten Strumpf über die Lutschhand.
- Lassen Sie das Kind 2-mal täglich an einem Beruhigungssauger saugen, während Sie am Ring nach außen ziehen und auf die Uhr schauen: Das Kind soll 5 Minuten am Stück schaffen. Seien Sie konsequent.

Machen Sie mit dem Kind aus, dass es eine Belohnung erhält, wenn das Pflaster eine Woche lang nicht mehr nass geworden ist bzw. wenn keine Striche mehr in die Liste eingetragen werden müssen. Es kann etwas sein, was sich das Kind schon lange wünscht, oder Sie besorgen eine schöne Überraschung, von der Sie sicher wissen, dass sich das Kind darüber freuen wird.

Fingernägel kauen

EXPERIMENT
Führen Sie Ihren Fingernagel Richtung Lippen an die Zähne. Beobachten Sie, was mit Ihrer Zunge passiert. Richtig! Sie kommt dem Fingernagel entgegen, nämlich auch an die Zähne. Und von dort aus wird dann geschluckt. Mit Druck gegen die Zähne. Und der darf nicht sein!

Fertigen Sie dieselbe Liste an wie beim Daumenlutschen. Jedes Mal, wenn an den Fingernägeln gekaut wird, soll das Kind einen Strich in die Liste eintragen. Wenn klar ist, wann gekaut wird, suchen Sie zusammen mit dem Kind etwas aus, was es anstatt dessen mit den Fingern machen kann.

Wie beim Lutschen können Sie überlegen, was dem Kind gefallen würde, wenn nach und nach pro Woche weniger Striche und am Ende keine Striche mehr in der Liste notiert sind. Stellen Sie dies immer wieder in Aussicht und ermuntern Sie das Kind damit, dass es sicher bald geschafft hat, mit dem Kauen aufzuhören und wieder schöne Nägel zu haben.

Behinderte Nasenatmung

Wenn Ihr Kind ständig den Mund offen hat, weil es nicht durch die Nase atmen kann, kann dies verschiedene Ursachen haben.

Die Gaumenmandeln oder die Rachenmandel (im Volksmund oft fälschlicherweise als Polypen bezeichnet) können stark vergrößert sein, sodass es dem Kind unmöglich ist, die Zunge korrekterweise am Gaumen angeschmiegt zu halten.

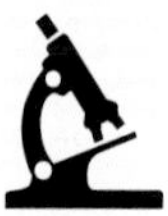

EXPERIMENT
Machen Sie einen Selbstversuch: Schmiegen Sie einen großen Teil Ihrer Zunge an den Gaumen. Wenn Sie korrekt vorgehen, können Sie nur durch die Nase atmen. Fazit: Die richtige Ruhestellung der Zunge funktioniert nur mit Nasenatmung.

Wenn die Atmung durch die Nase behindert ist, kann also die Zunge unmöglich ihre richtige Lage einhalten. Sie geht auf den Mundboden, der Mund ist offen und das Kind wird sich ein falsches Schlucken angewöhnen, wenn dieser Zustand lange anhält.

- Auch durch mangelhaftes **Schnäuzen** bleiben die Atemwege länger verschleimt und die Infekte klingen oft über lange Zeit nicht mehr ab. Bringen Sie Ihrem Kind frühzeitig das Schnäuzen bei. Wie? Ein Papiertaschentuch wird ganz ausgebreitet, die Nasenspitze kommt in die Mitte des Tuches, die Mama oder sonst jemand hält ein Nasenloch zu und jetzt prustet das Kind. Damit übt es gleichzeitig den Einsatz des Zwerchfells, was sehr wichtig für die Atmung, das Sprechen und die gute Muskelspannung im ganzen Körper und auch im Gesicht ist.

EXPERIMENT

Machen Sie selbst folgenden Test: Versuchen Sie mit geschlossenem Mund durch die Nase zu blasen und legen Sie gleichzeitig die Hände auf den Bauch. Sie werden spüren, wie sich das Zwerchfell impulsartig bewegen muss. Nur mit Zwerchfelleinsatz können Sie, aber auch Ihr Kind, die Nase schnäuzen.

- Allergien, wie z. B. Pollen-, Hausstaubmilbenallergien und andere, können bewirken, dass Ihr Kind nicht durch die Nase atmen und infolgedessen die Zunge nicht am Gaumen lassen kann und sich ein falsches Schlucken mit allen oben beschriebenen Folgen angewöhnt.

Gegen Allergien sollten Sie vorgehen.

- An dieser Stelle sollte jedoch noch gesagt werden, dass auch **Nahrungsmittelunverträglichkeiten** Symptome auslösen können, die Allergien ähnlich sind: verstopfte Nase oder Fließ-Schnupfen. Durch Tests sind diese Unverträglichkeiten nicht leicht zu erkennen. Es bedarf detektivischer Fähigkeiten Ihrerseits, um aus der Vielfalt des Essens herauszufiltern, was Auslöser für Nasen-, Ohren- oder Halsprobleme sein kann. Versuchen Sie auf jeden Fall Ihrem Kind eine vollwertige Nahrung zu geben, möglichst ohne Zucker-, Farb- und Konservierungsstoffe. Übrigens, viel Zucker bewirkt eine Erschlaffung der Muskulatur bzw. ein immer erneutes Begehren nach Süßem, weil der Zuckerspiegel im Blut stark über sein Normalniveau hinaus schnellt, aber genauso schnell unter das Normalniveau absinkt, was der Körper gerne wieder ausgeglichen haben möchte.

Zahn- und Kieferstellung

Wenn Ihr Kind einen **offenen Biss** hat (siehe S. 35), wird die Zunge nicht am korrekten Platz sein und daher auch falsch schlucken. Dieses falsche Schlucken erhält die ungünstige Zahnstellung. Tun Sie daher alles, um einen offenen Biss durch falsche Säuglingsernährung, Daumenlutschen oder zu langes und intensives Schnullern zu vermeiden. Bei jedem offenen Biss liegt die Zunge zwischen den Zähnen, nämlich in der Öffnung.

Wenn Sie wissen, dass in Ihrer Familie die Tendenz zu einem zu großen Unterkiefer vorhanden ist – der Fachbegriff heißt **Progenie** (s. S. 35) – sollten Sie Ihr Kind öfters im Profil anschauen und evtl. die Zahnärzt:in fragen. Wenn Sie oder Ihre Zahnärzt:in den Eindruck

haben, dass sich der Unterkiefer zu stark entwickelt, stellen Sie Ihr Kind bereits mit drei Jahren einer Kieferorthopäd:in vor.
Sie wird eventuell eine Frühbehandlung einleiten, die zwar über die ganzen Jahre des Wachstums dauern wird, jedoch unter Umständen eine spätere Kieferoperation nach Abschluss des Wachstums vermeiden hilft. Bei einer Progenie wird sich die Zunge immer in den großen Unterkiefer einlagern und dort auch schlucken. Die Zunge wird also nicht gegen den Gaumen schlucken, sondern unten liegen bleiben und somit den zu großen Unterkiefer noch weiter im Wachstum stimulieren. Das Kind sollte frühzeitig die korrekte Zungenruhelage und das Schlucken am Gaumen üben.

Kieferorthopädische Geräte

Wenn Sie in kieferorthopädischer Behandlung sind und gleichzeitig eine Myofunktionelle Therapie machen, sollten Sie die Therapeut:in rechtzeitig informieren, wann welches neue kieferorthopädische Gerät geplant ist. Versuchen Sie von der Ärzt:in die entsprechenden Informationen zu bekommen oder bitten Sie sie, der behandelnden Logopäd:in rechtzeitig einen Bericht zukommen zu lassen. So kann vielleicht mit der Kieferorthopäd:in abgesprochen werden, wie das Gerät gestaltet sein soll, damit die Muskelfunktion nicht zu sehr beeinträchtigt wird, oder ob eventuell erst nach Absetzen eines bestimmten Gerätes wieder mit der Therapie fortgefahren werden kann oder ob unter Umständen nach Abschluss der Kieferorthopädie eine Wiederaufnahme der Myofunktionellen Therapie erfolgen muss.

Mit **Zungengittern** – damit bezeichnet man in den Mundraum reichende Drähte, die die Zunge von den Zähnen abhalten sollen – erreichen Sie das Gegenteil: Die Zunge wird angeregt, erst recht nach vorne zu gehen. Auch **„Spikes“**, scharfe, kurze Drahtstücke, die an der Innenseite der Zähne mit der Absicht angebracht werden, die Zunge von den Zähnen abzuhalten, regen eher dazu an, die Zähne zu berühren. Erfahrungsgemäß erfolgt eine Umstellung nicht in jedem Fall.

Reizüberflutung/Überforderung

EXPERIMENT
Sie kennen den Ausspruch: „mit hängender Zunge". Versuchen Sie mal, die Situation „mit hängender Zunge" zu spielen. Was tun Sie? Sie sacken in sich zusammen, seufzen und lassen die Zunge zwischen die Zähne fallen. In welcher Situation würden Sie sich so verhalten? Ja, genau, in einer Situation, in der Ihnen alles zu viel ist, in der Sie überfordert sind.

Achten Sie auf sich oder Ihr Kind, dass es nicht so weit kommt. Fordern Sie, aber überfordern Sie nicht. Legen Sie Wert auf Regelmäßigkeit des Essens und des Tagesablaufs, verschaffen Sie Gelegenheit zu Spaß und Spiel. Achten Sie darauf, dass sich Ihr Kind nicht nur sitzenderweise am Computer oder Fernseher/Gameboy aufhält, sondern mit Freunden im Freien spielt. Bewegung im Freien ist wichtig.

Versetzen Sie sich und die Familie nicht in Freizeitstress, damit die Zunge und der Körper nicht „außer sich" sind. Achten Sie auf mäßigen Ausgleich, damit die Balance stimmt.

Ursachen und mögliche Vorbeugung von Myofunktionellen Störungen

Ursache	Vorbeugung
Genetisch bedingte **Anlage** zur Entwicklung einer Myofunktionellen Störung, bei Syndromen und Behinderungen, v. a. Morbus Down	Keine Vorbeugung im eigentlichen Sinne möglich. Wenn die Anlage jedoch bekannt ist, sollte eine vorbeugende Therapie frühzeitig (ab zweitem Lebensmonat) begonnen werden.
Wenig Bewegungsanregung	Strampeln fördern, kein Laufstall, kein Lauflerngerät, kein falscher Ehrgeiz in Bezug auf Laufen lernen. Wichtig: rollen, kriechen, krabbeln, Krabbeldecke auf dem Boden. Später – sofern möglich – viel Bewegung in Wald und Flur, nicht nur im Sportverein, der oft nur durch viel Fahren mit dem Auto zu erreichen ist.
Ungünstige Säuglingsernährung, z. B. nur kurze Stillzeit	Stillen, mindestens sechs Monate.
Flaschensauger mit zu geringem Durchmesser der Lippenauflage 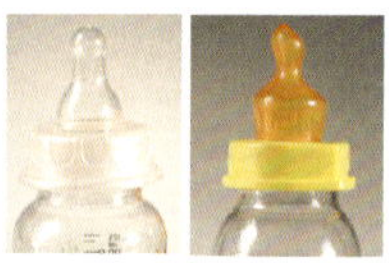 (© Anita Kittel)	Flaschensauger nur mit breiter Lippenauflage verwenden.
Flaschensauger mit vergrößertem Loch	Trinkloch darf nur so groß sein, dass die Flüssigkeit im Sekundentakt tropft.
Trinken aus Schnabelflaschen, Schnabeltassen	Ab 6 Monaten aus normalen Tassen trinken.
Brei-Nahrung aus Flaschen mit Kreuzschlitz-Saugern	Brei ab 6 Monaten mit dem Löffel geben. Sie brauchen solche Sauger nicht zu kaufen.
Sehr lange ausschließlich Flüssig- und Brei-Nahrung, Schwerpunkt auf süß	Das Kind ab 6 Monaten an feste Nahrung mit unterschiedlichem Geschmack gewöhnen.

Ursache	Vorbeugung
Daumenlutschen	Stattdessen besser einen Schnuller (keine Kirschform) angewöhnen.
Ständiges Schnullern über mehrere Jahre	Den Schnuller nur bei Bedarf geben, nicht am Jäckchen befestigen, mit 1,5 bis 3 Jahren den Schnuller abgewöhnen.
Mundatmung	HNO-ärztliche Untersuchung durchführen, Ursachen wie vergrößerte Rachenmandel, vergrößerte Gaumenmandeln beseitigen, auf Allergien untersuchen lassen, auch Reaktionen auf Nahrungsmittel beobachten, Schnäuzen üben.
Offener Biss 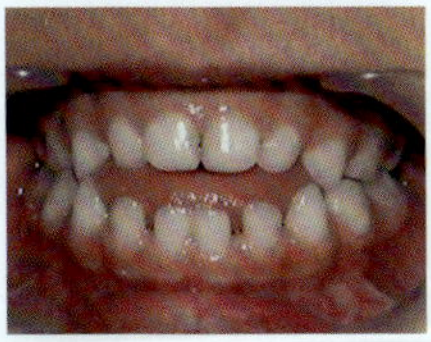 (© Wikipedia CC BY-SA 3.0 DE)	Richtige Flaschensauger benutzen, Daumenlutschen verhindern, Schnuller nur bei Bedarf/Notfall geben, nicht ständig oder zu lange benutzen, Zungenruhelage zeigen, Lippenschluss fördern.
Vorstehender Unterkiefer, Progenie 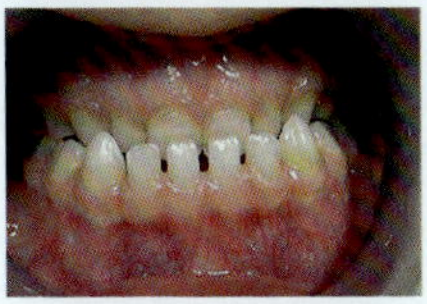 (© kieferpeter at German Wikipedia)	Bereits mit 3 Jahren der Kieferorthopäd:in vorstellen. Richtige Zungenlage angewöhnen und Schlucken am Gaumen lernen.
Mangelnde Orientierung der Zunge im Mund durch eine „Spange“ (Aktive Platte) 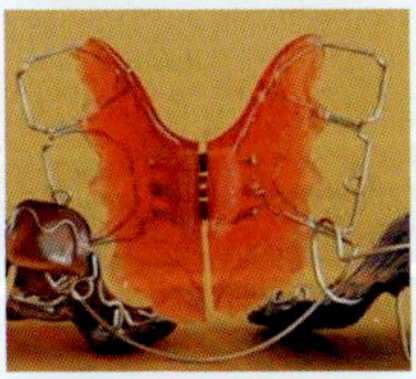 (© Bernhard Krause)	Zur besseren Orientierung den Bereich der Zungenlage von der Kieferorthopäd:in markieren lassen: leicht anrauen oder Gaumenfalten einarbeiten.
Anregung der Zunge in die unerwünschte Richtung durch ein Zungengitter an der Spange 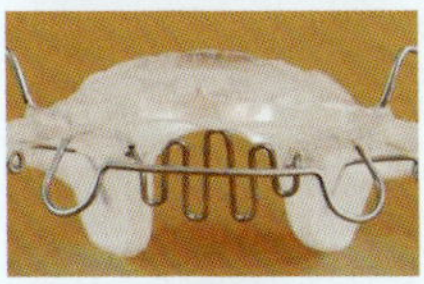 (© Bernhard Krause)	Die Kieferorthopäd:in sollte es entfernen, da es die Zunge anregt, erst recht nach vorne zu gehen.

Ursache		Vorbeugung
oder **Spikes**		Wenn die Zunge gut trainiert wird, sind sie überflüssig. Die Zunge orientiert sich im Mund dorthin, wo etwas Besonderes ist, auch wenn es pikst.
Verdrängung der Zunge durch kieferorthopädische Geräte, wie Gaumenbögen (Palatinalbögen)	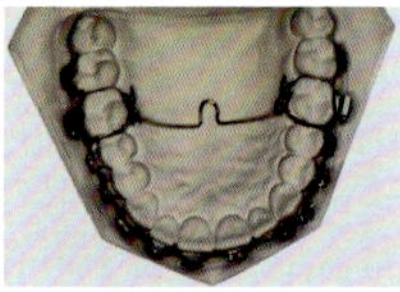 (© Dieter Ruoff)	Sie sollten dem Gaumen gut angepasst sein, damit die Zunge nicht nach unten, in die falsche Richtung gedrängt wird.
oder **Vorschub-doppelplatten**	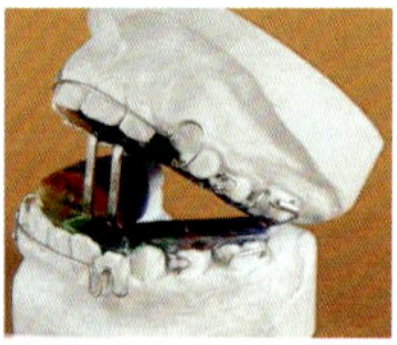 (© Dieter Ruoff)	Die Kieferorthopäd:in rechtzeitig, noch bevor das Gerät hergestellt ist, nach einer Alternative fragen. Die Zunge legt sich häufig nach unten auf den Metallspornen ab, ihre Orientierung sollte jedoch nach oben sein.
Durch kieferorthopädische Geräte entstandener übermäßiger Kinn-muskel- oder Lippeneinsatz beim Schlucken		Vorbeugung ist kaum möglich, nach Absetzen der Geräte evtl. noch mal eine Wiederaufnahme der Therapie. Oberlippenübungen, Achtung: Es gibt falsche Übungen, die diesen Muskel stärken, anstatt schwächen.
Durch falsche Übungen erzeugter übermäßiger Kinnmuskeleinsatz		Gar nicht so weit kommen lassen: Beliebte Übungen wie „Tauziehen", „Unterlippe massiert Oberlippe", „Stift mit den Lippen und der Nase halten" o. Ä. weglassen.
Reizüberflutung Überforderung		Als Eltern genau überlegen, was muten wir unserem Kind zu, welche Aktivitäten erlauben wir in welchem Ausmaß, welche Bewegungsaktivitäten tun unserem Kind gut, ohne durch Übertreibung erneut zu stressen, welche gemeinsame stressfreie Freizeitgestaltung ist möglich, nehmen wir uns als Eltern genug Ruhe und Zeit für das Kind.

| Wie können Sie die professionelle Hilfe unterstützen?

Wie in der Einleitung beschrieben, sind es verschiedene Gruppen, die eine Myofunktionelle Therapie brauchen. Daher werden sie auch von unterschiedlichen Ärzt:innen zur Behandlung geschickt: Säuglinge und Kinder bis zur Einschulung und in den ersten Klassen häufig von der Kinderärzt:in, HNO-Ärzt:in oder Zahnärzt:in; Kinder, Jugendliche und Erwachsene oft von der Kieferorthopäd:in, Zahnärzt:in, Parodontolog:in, Prothetiker:in, Kieferchirurg:in, HNO-Ärzt:in oder Phoniater:in.

Wir möchten deshalb in der Erklärung, wie eine Myofunktionelle Therapie abläuft, nach Gruppen vorgehen:

1. Schulkinder, sie stellen die größte Gruppe dar, die zur logopädischen Behandlung kommt
2. Jugendliche und Erwachsene
3. Kinder ab ca. 4 Jahren
4. Kinder zwischen 2 und 4 Jahren, die z. B. wegen zu starken Speichelflusses vorgestellt werden
5. Säuglinge und Kleinkinder, mit Ess- und Schluckstörungen, mit Lippen-Kiefer-Gaumenspalten oder mit Behinderungen, z. B. Morbus Down

Bevor wir Ihnen Genaueres erklären, möchten wir Ihnen raten:
Führen Sie mit Ihrem Kind nur solche Übungen durch, die die Myofunktionelle Störung nicht noch zusätzlich verstärken.

Wie bereits mehrfach erwähnt, gehen Myofunktionelle Störungen häufig mit offener Mundhaltung einher und die Oberlippen-Muskulatur ist oft verkürzt. Das heißt, wir machen Übungen, die diesen Muskel dehnen, verlängern, ausgleichen.
Da das Kind häufig die Aufforderung „Mach deinen Mund zu!“ hört, schließt es zwar den Mund, aber der Lippenschluss wird nur erreicht, indem sich die Unterlippe der kurzen Oberlippe entgegen schiebt. Die Folge ist dann eine unschön aussehende, angespannte Kinnpartie, die wie ein Nadelkissen oder Orangenhaut aussieht. Falsche Übungen fördern das Nadelkissenkinn.

Welche Übungen sind ungeeignet?

Wir nennen Ihnen ein paar Übungen, die sehr beliebt sind und die Sie bei einem kleinen Kind machen können, aber keinesfalls bei einem Schulkind. Auch Jugendliche und Erwachsene sollten sie nicht machen. Sie verlängern die verkürzte Oberlippe wenig, stärken jedoch den Kinnmuskel, der eigentlich geschwächt werden sollte.

Ungünstige Übung:
Mit den Lippen einen Blei-/Farbstift zwischen Nase und Oberlippe klemmen

> **EXPERIMENT**
> Nehmen Sie einen Stift, führen Sie diese Übung durch und sehen Sie in den Spiegel. Sie entdecken eine stark angespannte, gekräuselte Partie unterhalb der Unterlippe. Das Übungsziel wird nicht erreicht, da diese Übung die verkürzte Oberlippe nicht trainiert.

Ungünstige Übung:
Einen Knopf, eine Mundvorhofplatte oder ein sonstiges Hilfsmittel mit den Lippen halten und nach außen ziehen

> **EXPERIMENT**
> Fädeln Sie einen starken Faden in einen Knopf, der einen Durchmesser von ca. 1,5 bis 2 cm hat. Beißen Sie zu, umfassen Sie den Knopf mit beiden Lippen im Mundvorhof. Schließen Sie die Lippen und ziehen Sie dann an beiden Fadenenden, während Sie gleichzeitig versuchen, den Knopf mit den Lippen nicht entweichen zu lassen. Bei diesem „Tauziehen" müssen Sie sich unbedingt im Spiegel betrachten. Sehen Sie eine ausgeglichene Mundpartie? Hätten Sie jetzt noch eine Myofunktionelle Störung mit einer kurzen Oberlippe, müsste sich der Kinnmuskel besonders anstrengen, damit der Knopf nicht herausplatzt, weil ja die Oberlippe so kurz ist. Wir wollen jedoch keinesfalls den oft sogar zu starken Kinnmuskel trainieren.

Ungünstige Übung:
Mit der Unterlippe die Oberlippe herunterziehen

EXPERIMENT
Machen Sie die genannte Übung, während Sie erneut Ihr Spiegelbild betrachten: Die Unterlippe kann nur nach oben über die Oberlippe kommen, wenn ihr der Kinnmuskel hilft, die Unterlippe hat nämlich nur Muskeln, die sie nach unten ziehen können. Soll sie über die Oberlippe reichen, muss der Kinnmuskel wieder helfen und deshalb sehen Sie auch jetzt wieder im Spiegel, wie stark die Kinnpartie angespannt ist. Das braucht Ihr Kind nicht zu üben, es gibt bessere Übungen für das Verlängern der Oberlippe.

Ungünstige Übung:
Die Zunge leckt die Lippen ab

Kinder mit offener Mundhaltung haben meist ausgetrocknete Lippen, besonders im Winter. Da dies unangenehm ist, versuchen sie Abhilfe zu schaffen, indem sie die Lippen mit der Zunge befeuchten. Da die Lippen danach noch mehr austrocknen, wird immer häufiger befeuchtet, bis sich die Gewohnheit des Lippenleckens herausgebildet hat.

Daher sollte es bei Kindern mit Myofunktionellen Störungen keine Übung geben, die die Lippen ableckt. Ein an den Zähnen Entlangkreisen ist viel besser und ein wirkungsvoller Ersatz.

Im Folgenden wollen wir jetzt Übungen anführen, die für die Myofunktionelle Therapie geeignet sind. Wir gehen dabei nach der eingangs aufgelisteten Gruppeneinteilung vor.

Geeignete Übungen zur Myofunktionellen Therapie bei Schulkindern

Die Therapie bei Schulkindern bedarf dringend der Unterstützung durch die Eltern. Daher wenden wir uns zunächst mit einem Appell an die Eltern dieser Kinder:

Liebe Eltern!
Ihr Kind beginnt jetzt die Behandlung seiner Myofunktionellen Störung.

Was ist eine Myofunktionelle Störung?
Es handelt sich um

- ein falsches Bewegungsmuster von Zunge und Lippen beim Schlucken. Bei jedem Schluckakt (1000–2000 x pro Tag) bewegt sich die Zunge paradoxerweise nach vorne und drückt mit einer Kraft von bis zu 4 Tonnen in 24 Stunden gegen oder zwischen die Zähne.
- ungünstige Muskelspannungszustände im Mundbereich, die z. B. dazu führen, dass die Zunge die physiologisch günstige Ruhelage nicht einhalten kann.

Die Therapie soll Ihrem Kind ermöglichen, die korrekte Ruhelage der Zunge einzuschleifen (was Zahnfehlstellungen vorbeugen kann) und letztendlich richtig zu schlucken und zu sprechen.
Um dieses Ziel zu erreichen, ist es ganz wichtig, dass Ihr Kind neben der Therapie auch zu Hause die neu erarbeiteten Übungen regelmäßig wiederholt.
Aus Erfahrung halten wir es für notwendig, dreimal täglich, z. B. jeweils vor dem Zähneputzen und vor den Hausaufgaben, zu üben, um einen günstigen Therapieverlauf zu erreichen.

Generell gilt: Lieber weniger Übungen gründlich und genau durchführen (z. B. können dreimal täglich 5 Minuten Übungszeit schon etwas bewirken), als alle Übungen kurz zu „überfliegen"!!!

Da sich jedes Kind individuell verschieden entwickelt und es unterschiedliche Schweregrade der Myofunktionellen Störung gibt, kann die Gesamtdauer der Therapie nur sehr pauschal mit 20 bis 35 Behandlungen angegeben werden.

Damit das Üben Spaß macht, hier einige Spieletipps: Für die folgenden Spielvorschläge benötigen Sie Kärtchen mit Übungssymbolen für die Bereiche Zungenübungen, Lippenübungen, Ansaugübungen. Diese können Sie selbst malen oder auch käuflich erwerben.

Bitte greifen Sie nur auf bereits in der Therapie eingeführte Übungen zurück, d. h., anfangs stehen Ihnen nur wenige Karten zur Verfügung, später dagegen eine große Auswahl an Übungen:

- Memory spielen
- Flaschen drehen
- Auf der Rückseite Zahlenpunkte mit richtiger Ruhelage malen und abwürfeln
- Kärtchen an die Wand lehnen und abschießen
- Kärtchen auf dem Boden verteilen und abwerfen, z. B. mit Sandsäckchen
- Jede Art von Würfelspiel: bei abgesprochener Zahl, z. B. 1 und 6, eine Übung ziehen und durchführen
- Eigene Ideen sammeln und der Therapeut:in weitergeben

Damit Ihr Kind sich die richtige Ruhelage der Zunge und der Lippen angewöhnt:

- Klebepunkte als Erinnerungszeichen in der Wohnung an häufig zu sehenden Gegenständen verteilen
- Immer wenn ... (das Telefon klingelt, der Vogel zwitschert etc.) an die Ruhelage denken
- Bei jeder Ampel/an Verkehrsschildern daran denken
- Beim Malen/Puzzeln/Fernsehen ein Reiskorn mit der Zunge an die Ruhelage der Zunge halten
- Eine Idee regelmäßig nutzen, bis man sie nicht mehr braucht, um sich zu erinnern – dann wechseln

Dauer einer Therapie

Im Laufe von 20 bis 30 Sitzungen, d. h. über ca. 7 Monate (inklusive Urlaub der Eltern, der Therapeut:in, Krankheit von beiden, sonstige Ausfälle), wird das Kind mit Unterstützung der Therapeut:in und der Eltern versuchen, die Zunge in Ruhe und beim Schlucken an den richtigen Platz zu bringen, seinen Mund geschlossen zu halten, auch eine gute Körperhaltung zu erreichen, den Blick gezielt einzusetzen und korrekt zu sprechen. Das Umstellen von jahrelangen Abläufen und Gewohnheiten zu neuen automatisierten richtigen Gewohnheiten dauert seine Zeit. Je häufiger das Richtige angeboten wird, desto schneller werden alte Gewohnheiten überlagert und die neuen gefestigt.

Es gibt verschiedene Übungsbereiche

- Übungen zur Korrektur der Zungenruhelage
- Zungenübungen
- Lippenübungen, darunter Übungen, die speziell die verkürzte Oberlippe trainieren
- Ansaugübungen
- Schluckübungen
- Körperübungen unter Einhaltung von ZAP (Zähne am Platz) und LAP (Lippen am Platz)

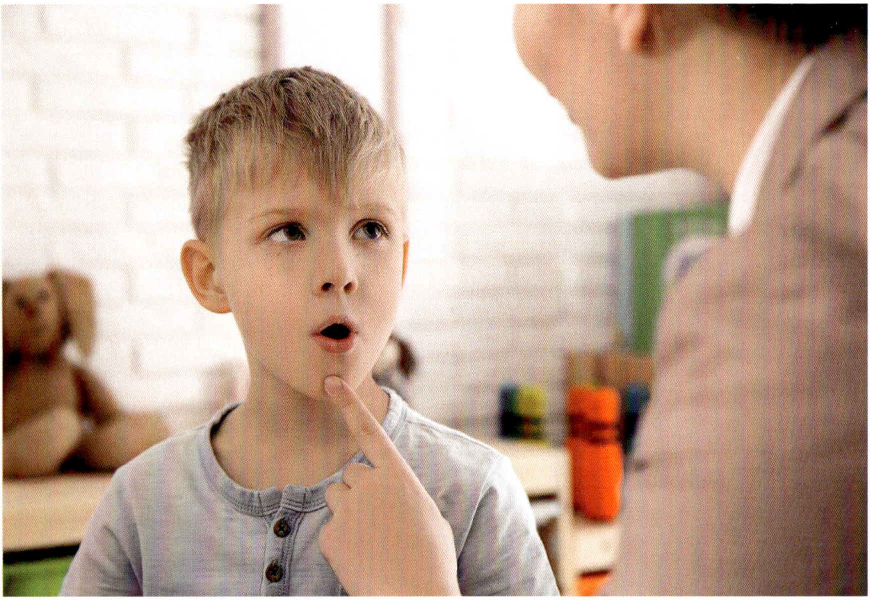

Abb. 23: Therapeutische Arbeit an der Lippenrundformung.
Manuelle Lockerung des Kinnmuskels
(© New Africa – Adobe Stock)

Das Hauptziel einer Myofunktionellen Therapie besteht darin, das Einhalten der korrekten Zungenlage in Ruhe und vor allem das Schlucken am Gaumen zunächst zu ermöglichen und dann zu automatisieren.

Die Zunge ist ein Muskel, der eigentlich aus 17 Muskeln besteht, also ein Gebilde, das im Zusammenspiel gut funktionieren muss, um exakt zu sprechen und gaumengerichtet zu schlucken. Wie wir oben schon ausführten, sollte die Zunge diese Voraussetzungen durch das Stillen im ersten Lebenshalbjahr erreichen. Hat sie das aus irgendeinem Grunde nicht getan (siehe *Kap. Ursachen für Myofunktionelle Störungen*), müssen wir nacharbeiten. Das Kind nur aufzufordern: „Lass deine Zunge beim Schlucken doch hinter den Zähnen", fruchtet nichts. Denn es handelt sich hier um bereits über einige Jahre eingeschliffene Abläufe, die erst nach und nach umgestellt werden können. Daher funktioniert eine Therapie am besten, wenn die Eltern sie intensiv unterstützen.

Wie können Eltern unterstützen?

Sie können dem Kind helfen, dass es die neue Zungenhaltung nach und nach übernimmt. Wenn man etwas, das man gewohnheitsmäßig macht, verändern will, muss man sehr häufig das Neue als Alternative anbieten. Wenn man dies immer und immer wieder tut, verlernt man das Alte und das Neue wird zur neuen Gewohnheit.

Wie kann ich die neue Zungenruhelage zur neuen Gewohnheit machen?

Noch einmal kurz zur Erinnerung: Die Zunge liegt dann korrekt, wenn sie sich mit einem kleinen Abstand (1–2 mm) von den oberen mittleren Schneidezähnen dem Gaumen anschmiegt. Eine ähnliche Stellung hat die Zunge beim /n/-Sagen. Die richtige Ruhelage nimmt jedoch etwas mehr Fläche am Gaumen ein.

- Lassen Sie sich die korrekte Haltung der Zunge ab und zu zeigen: Das Kind hält den Nacken gerade, macht den Mund nur wenig auf und Sie schauen von unten nach der Zunge. Liegt sie richtig, ist sie noch zu weit vorne oder gar zu weit hinten?
- Erinnern Sie Ihr Kind ab und zu mit dem Geheimwort ‚ZAP?' (Zunge am Platz?)
- Kennen Sie die ZAP-Sprache? Nein? Ganz einfach: Lassen Sie die Zunge fast am Ruheplatz, aber eben nur fast. Beim /s/ fließt die Luft gerade eben noch über die Zunge, beim /t/ löst sich die Zunge nur ganz wenig. Reden Sie immer wieder auf diese Weise und die Zunge wird sich an das Rückziehen und Ruhighalten gewöhnen.
- Bei verschiedenen Tätigkeiten drückt das Kind eine Rosine mit der Zunge an den Gaumen.
- Spielen Sie täglich 10 Minuten Spiele in der Art von „Mensch ärgere dich nicht!" – natürlich gerne auch länger – und führen Sie zu Beginn eine zusätzliche Regel ein: Immer wenn die Zunge zwischen die Zähne gerutscht ist, muss man entweder 1 x aussetzen, 3 Felder zurück ziehen oder der andere darf noch mal würfeln oder ...
  Das geht mit fast jedem Spiel, das Sie zu Hause haben. Spornen Sie auf diese Weise das Kind an, von sich aus die Zungenruhelage einhalten zu wollen.
- Sie können auch Geschicklichkeitsspiele wie „Mikado" oder „Packesel" machen oder einfach Klötzchen-Türme aufeinanderschichten oder ähnliche Spiele spielen. Führen Sie zu Beginn wieder eine entsprechende Regel ein.
- Sehr gut eignet sich auch das Malen: Das Kind erfindet ein Muster, das es so lange weiter malen darf, bis ein anderer die Zunge rot zwischen den Zähnen durchblitzen sieht. Dann malt der andere in einer bestimmten Farbe und mit einem anderen Muster eine gewisse Zeit weiter, z. B. bis die Zeile voll ist. Dann darf das Kind wieder versuchen, die Zeile selbst mit einem neuen Muster zu füllen.
- Kinder, die schon schreiben, können z. B. Stadt-Land-Fluss spielen. Wer die Zunge am Platz lässt (Sie sind Schiedsrichter:in), bekommt für jedes Wort einen Punkt mehr als sonst. Denken Sie sich andere Schreibspiele aus: Beispielsweise schreibt man ein Wort auf, faltet danach das Blatt und der andere schreibt ein anderes Wort daneben. Nach vier Einträgen ist ein zusammengesetztes Fantasie-Hauptwort entstanden. Was ist denn z. B. ein „Kranz-Reh-Kuchen-Kind"? (In ZAP-Sprache vorlesen lassen).

- Wer beim Fernsehen, Computer- oder Gameboyspielen (noch mal an dieser Stelle: Achten Sie auf Bewegung!) mit hängender Zunge gesehen wird, macht mit ZAP drei Kniebeugen oder es wird eine Minute ausgeschaltet. Oder haben Sie noch eine viel bessere Idee?
- Ah, wie wäre es mit „Schubkarrenfahren" auf den Händen mit ZAP? Wenn die Zunge nach vorne kommt, muss man einen Meter zurück „fahren".
- Man kann durch das Zimmer oder auf der Wiese rollen – mit ZAP.
- Man kann Krokodil spielen und von einem Zimmer in das nächste kriechen – mit ZAP.

Auch Bewegungsspiele lassen sich kindgerecht in Ruhelagespiele umwandeln.

Wenn Sie sich zusammen mit Ihrem Kind täglich ein Ruhelagespiel – und sei es nur 10 Minuten lang – ausdenken, wird es nicht nur bald die Zunge am Platz lassen, sondern Sie werden gemeinsam auch viel Spaß haben und die Therapie wird nicht nur Ihr Kind fördern, sondern auch die Beziehung zu Ihnen wird gewinnen, wenn Sie sich die Zeit nehmen.

Machen Sie doch ein kleines Büchlein von Ihren Spielideen. Die Therapeut:in wird sich freuen. Und Ihr Kind ist bestimmt stolz, welche tollen Ideen Ihnen zusammen eingefallen sind.

Wie erreiche ich den Mundschluss?

Das, was für **ZAP** (Zunge am Platz) gilt, trifft natürlich auch für **LAP** (Lippen am Platz) zu. Angestrebt wird der geschlossene Mund mit Zunge am Gaumen.

EXPERIMENT

Machen Sie zunächst einen einfachen Test: Das Kind hält die Lippen geschlossen und ein Nasenloch zu, zählen Sie währenddessen in Gedanken bis 20. Achten Sie gleichzeitig darauf, ob das Kind eine freie Nase hat oder ob es geräuschvoll und mühevoll atmet. Mit der anderen Nasenseite wiederholen.

Diesen Test machen Sie natürlich nur, wenn das Kind schnupfenfrei ist. Ist es für das Kind mühsam, so zu atmen, müssen Sie auf jeden Fall eine **HNO-Ärzt:in** aufsuchen. Es könnte sein, dass Ihr Kind z. B. eine vergrößerte Rachenmandel hat und gar nicht in der Lage ist, gut Luft durch die Nase zu bekommen und daher seinen Mund offen lassen muss. In diesem Fall können Sie weder ZAP noch LAP verlangen.

Dasselbe gilt, wenn die Gaumenmandeln sehr groß sind. Um genügend Luft zu bekommen, könnte es sein, dass die Zunge nach vorne ausweichen muss. Auch dann muss der Mund offen sein und Sie müssen das Kind der **HNO-Ärzt:in** vorstellen.

Stellen Sie das Kind der **Allergolog:in** vor, wenn Sie eine Allergie vermuten. Eventuell verhindert eine Hausstaubmilben-Allergie oder eine Nahrungsmittelunverträglichkeit, dass ZAP und LAP möglich sind.

Jetzt haben Sie grob festgestellt, ob Ihr Kind nur gewohnheitsmäßig den Mund offen lässt oder ob es wirklich nicht durch die Nase atmen kann.

Wenn es gewohnheitsmäßig ist, machen Sie die gleichen oder ähnliche Spiele wie für die Zungenruhelage.
Hat Ihr Kind aber offensichtlich tatsächliche Probleme mit der Nasendurchgängigkeit, stellen Sie es einer Ärzt:in vor. Ein akuter Schnupfen ist natürlich nur eine vorübergehende Sache.

Übungsvorschläge sind:

- Wer kann länger durch die Nase atmen: Vater – Mutter – Kind?
- Eine Kleinigkeit essen: Wer schafft es mit geschlossenem Mund?

Auch hier gilt: Sammeln Sie gemeinsam Ideen, um die ungeübte Nase zu einer geübten Nase zu machen.

Wie wird die Zungen- und Lippenmuskulatur trainiert?

Es fällt vielen Kindern zuerst sehr schwer, Zunge und Lippen an eine neue Haltung zu gewöhnen, da diese Muskulatur ganz und gar nicht fit ist. Dafür macht das Kind **Zungen- und Lippenübungen**.

Wir können hier nicht alle Übungen vorstellen, weil sie sehr exakt durchgeführt werden müssen, um effektiv zu sein. Die Logopäd:in wird Ihnen nach Schwierigkeitsgrad geordnete Übungen für Ihr Kind mitgeben.
Sie sollten auf jeden Fall darauf achten, dass das Kind die Übungen ganz regelmäßig in einem bestimmten Rhythmus ausführt. Überlegen Sie, wie Sie die Übungen, die normalerweise nicht mehr als 10 Minuten Zeit benötigen, zwei-, am besten dreimal täglich in den Tagesablauf einfügen können.

Um den Kindern die Notwendigkeit des täglichen Übens zu verdeutlichen, führen wir folgendes Gespräch: Wir fragen die Kinder, ob sie Zähne putzen. Antwort: „Ja." „Wie oft täglich?" Antwort: „Mindestens zweimal täglich." „Ja und warum putzt du nicht nur noch bis zum Ende des Jahres, dann hast du ja schon 9 Jahre geputzt?" Sie wissen, dass **das Putzen**

sein muss, um Karies zu vermeiden. Auf diese Weise begreifen die Kinder sehr schnell, dass **das Üben sein muss, um die Zahnstellung nicht zu stören.**
Das Anbinden der Übungen an eine regelmäßige Tätigkeit – wie z. B. Zähneputzen – wird das Üben auch zur Regelmäßigkeit werden lassen. Das ist wichtig, um Verbesserungen zu erreichen.
Versuchen Sie Ihrem Kind noch mal zu erklären, warum es Zungen- und Lippenübungen macht. Sagen Sie ihm, wenn ein Sportler etwas erreichen will, trainiert er sehr regelmäßig. Wir wollen ebenfalls Muskeln verbessern, daher wäre es gut, die Übungen – wie das Zähneputzen – morgens, (mittags?), abends am Spiegel zu trainieren. Falls mittags die Zähne nicht geputzt werden sollten, empfehlen wir, die Übungen vor den Hausaufgaben durchzuführen, da sie ja auch eine Hausaufgabe sind. Nach den Hausaufgaben wollen die Kinder schnell weg und etwas ganz anderes tun.

Achten Sie auf Regelmäßigkeit. Die Sache sollte schnell zum Tagesablauf gehören, nur dann funktioniert sie. Wenn das Kind allein übt, sagen Sie ihm, was Sie in der Zeit regelmäßig für sich oder den Haushalt oder ... tun. So erfüllen Sie unabdingbare Aufgaben parallel.

Wenn Sie zusammen üben, helfen Sie dem Kind, die besonderen Merkmale einer Übung nach und nach immer besser zu erfüllen. Wir stellen Ihnen nachfolgend eine mögliche Übungseinheit **Zungenübungen** vor:

Mund weit offen					
Schneide- oder Kaufläche antippen					
Zunge zurückziehen (mind. 1 cm) nach jedem Tippen					
Unten: Zunge darf 2-3 Zähne erwischen					
Alle Zähne erreicht					
Zunge kippt nicht					

	1. Woche	2. Woche	3. Woche	4. Woche	5. Woche
Mund weit offen	.·.·	\.·	V		
Schneide- oder Kaufläche antippen	V	V	V		
Zunge zurückziehen (mind. 1 cm) nach jedem Tippen	\.·	\.·	V		
Unten: Zunge darf 2-3 Zähne erwischen	V	V	V		
Alle Zähne erreicht	\.·	V	V		
Zunge kippt nicht	\.·	V	V		

Wenn in der ersten Woche geübt wurde, den Kreis mit der „1" anmalen, in der zweiten Woche den Kreis mit der „2" usw.

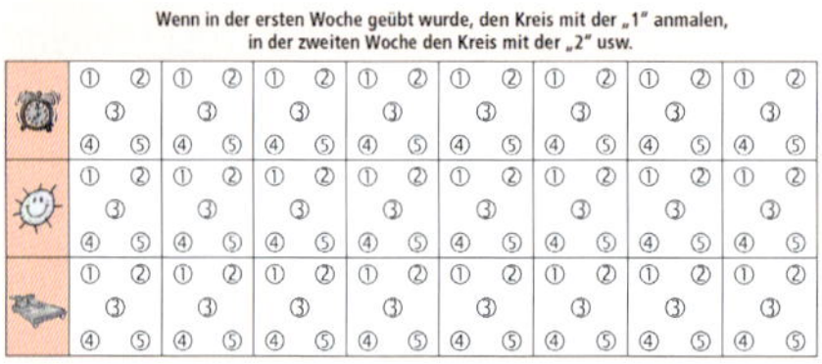

Wenn in der ersten Woche geübt wurde, den Kreis mit der „1" anmalen, in der zweiten Woche den Kreis mit der „2" usw.

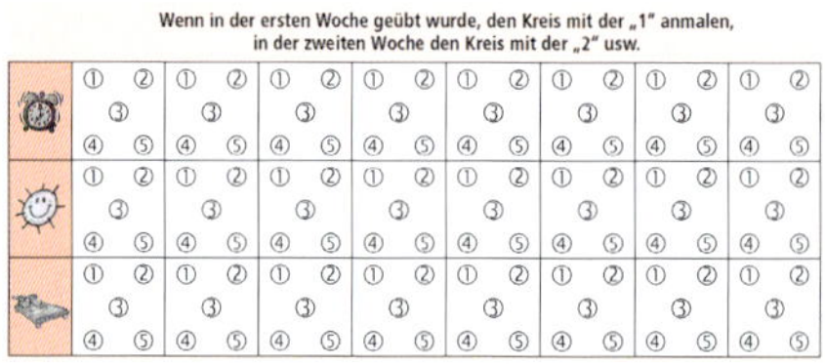

Abb. 24: Übungsblatt Zungenübungen (ZU 1) „Zähne zählen" – leer und von der Therapeut:in ausgefüllt bzw. beurteilt (aus: A.M. Kittel, Nina T. Förster [Oster] Übungsblocks für Myofunktionelle Therapie)

Die Übungskriterien sind in den Tabellen aufgeschrieben, sodass die Logopäd:in, die die Übungsblocks verwendet, nach einer Woche Übungszeit nur noch abhaken muss, was Zunge und Lippen bereits leisten können. Meistens enthält eine Tabellenzelle ein Kriterium. Auch Sie sehen genau, was das Kind schon gut macht oder worauf Sie es vielleicht noch hinweisen müssen bzw. was es noch besonders beachten sollte. Die Therapeut:in verteilt die Haken in der nächsten Therapiesitzung. Ein kompletter Haken bedeutet: Die Übung wurde vollständig richtig durchgeführt. Wenn ein Haken nur halb oder gestrichelt gegeben werden kann, wissen Sie genau, dass das Kind dieses Kriterium noch besser erfüllen muss. Es gibt 5 Spalten, die für jeweils eine Woche stehen. Nach der ersten Übungswoche hakt die Therapeutin die erste Spalte ab. Falls die Übung nach einer Woche noch nicht perfekt ausgeführt werden kann, besteht die Möglichkeit, sie über mehrere Wochen zu wiederholen. Am Eintrag sieht man, ob nach und nach alle Zellen einen vollständigen Haken erhalten haben. Wenn in der ersten oder zweiten Woche alle Haken komplett sind, muss diese Übung nicht mehr durchgeführt werden, nur noch ab und zu zur Wiederholung.

Im unteren Teil hat das Kind die Möglichkeit, einzutragen, wie es geübt hat. Es fängt abends an zu üben und streicht in der ersten Woche die eingekreiste „1" durch. Wenn es dreimal täglich übt, sind drei „Einsen" durchgestrichen. Wenn es in der zweiten Woche einige Dinge wiederholt, die noch nicht so gut geklappt haben, streicht es die „2" durch usw.

Parallel zu den **Lippenübungen** laufen Ruhelageübungen ab. Für die Lippenübungen gilt dasselbe wie für die Zungenübungen. Beide schaffen einen Ausgleich der Muskulatur, um zum korrekten Schlucken zu kommen. **Lippenübungen sind auch wunderbare Ruhelageübungen für die Zunge.** Die Zunge soll lernen, sich ruhig an ihrem neuen Platz zu halten, während die Lippen in Bewegung sind.
Wenn Ihr Kind Lippenübungen macht, macht es gleichzeitig Übungen für das ganze Gesicht, denn an den Lippen setzen fast alle weiteren Gesichtsmuskeln an. Das Aussehen des Gesichts wird sich in vielen Fällen günstig entwickeln. Die Gesichtsmimik wird gefördert, das Kind kann durch die gezielteren Möglichkeiten der Gesichtsmuskulatur ein viel feineres Mienenspiel einsetzen. Wir sprachen oben schon von einem langweiligen Gesichtsausdruck und wie er auf den jeweiligen Kommunikationspartner entsprechend günstig oder ungünstig wirkt.

ZAP					
Richtig zubeißen mit runden Lippen					
Die Oberlippe (Oli) bewegt sich langsam nach unten wie ein Deckel auf einen Topf					
Kinn und Hals locker					

① ② ③ ④ ⑤	① ② ③ ④ ⑤	① ② ③ ④ ⑤	① ② ③ ④ ⑤	① ② ③ ④ ⑤	① ② ③ ④ ⑤	① ② ③ ④ ⑤	① ② ③ ④ ⑤
① ② ③ ④ ⑤	① ② ③ ④ ⑤	① ② ③ ④ ⑤	① ② ③ ④ ⑤	① ② ③ ④ ⑤	① ② ③ ④ ⑤	① ② ③ ④ ⑤	① ② ③ ④ ⑤
① ② ③ ④ ⑤	① ② ③ ④ ⑤	① ② ③ ④ ⑤	① ② ③ ④ ⑤	① ② ③ ④ ⑤	① ② ③ ④ ⑤	① ② ③ ④ ⑤	① ② ③ ④ ⑤

	1. Woche	2. Woche	3. Woche	4. Woche	5. Woche
ZAP	V	V			
Richtig zubeißen mit runden Lippen	∴	V			
Die Oberlippe (Oli) bewegt sich langsam nach unten wie ein Deckel auf einen Topf	V∴	V			
Kinn und Hals locker	V˙	V			

① ② ③ ④ ⑤	① ② ③ ④ ⑤	① ② ③ ④ ⑤	① ② ③ ④ ⑤	① ② ③ ④ ⑤	① ② ③ ④ ⑤	① ② ③ ④ ⑤	① ② ③ ④ ⑤
① ② ③ ④ ⑤	① ② ③ ④ ⑤	① ② ③ ④ ⑤	① ② ③ ④ ⑤	① ② ③ ④ ⑤	① ② ③ ④ ⑤	① ② ③ ④ ⑤	① ② ③ ④ ⑤
① ② ③ ④ ⑤	① ② ③ ④ ⑤	① ② ③ ④ ⑤	① ② ③ ④ ⑤	① ② ③ ④ ⑤	① ② ③ ④ ⑤	① ② ③ ④ ⑤	① ② ③ ④ ⑤

Abb. 25: Übungsblatt Lippenübungen (LÜ 4) „Windmund-Schnute" – leer und von der Therapeut:in ausgefüllt bzw. beurteilt (aus: A.M. Kittel, Nina T. Förster [Oster]Übungsblocks für Myofunktionelle Therapie)

Was ist unter Ansaugübungen zu verstehen?

Wenn die allgemeinen Zungen- und Lippenübungen abgeschlossen sind, übt das Kind noch spezielle Zungenübungen, die sogenannten Ansaugübungen. Ansaugübungen sind Übungen für die Zunge, die speziell die Muskulatur der Zungenmitte trainieren. Diese Muskulatur ist meist schwach. Sie ist aber wichtig für das Schlucken.

Wenn Sie Ihr Kind auffordern: „Streck mal – bei weit offenem Mund – deine Zunge weit und vor allem gerade heraus", könnte es sein, dass das Kind versucht, die Zunge zwischen die Zähne zu klemmen, um ihr Hilfestellung zu geben. Es kann auch sein, dass die Zunge nach unten hängt oder das Kind sich zwar bemüht, sie gerade zu halten, Sie aber eine schüsselförmige Zunge sehen. All das zeigt Ihnen die Schwäche der Zungenmitte.

Diese Muskeln müssen erst noch fit gemacht werden, bevor wir zu den eigentlichen Schluckübungen kommen. Alle bisherigen Übungen inklusive der Lippenübungen haben das Ziel, die Zunge für das Schlucken gegen den Gaumen zu befähigen. Oft wird nämlich beim falschen Schlucken der durch die Zunge nicht erreichte Unterdruck, der für den Transport der Nahrung und des Getränks notwendig ist, durch Anspannen der Lippen erzeugt.

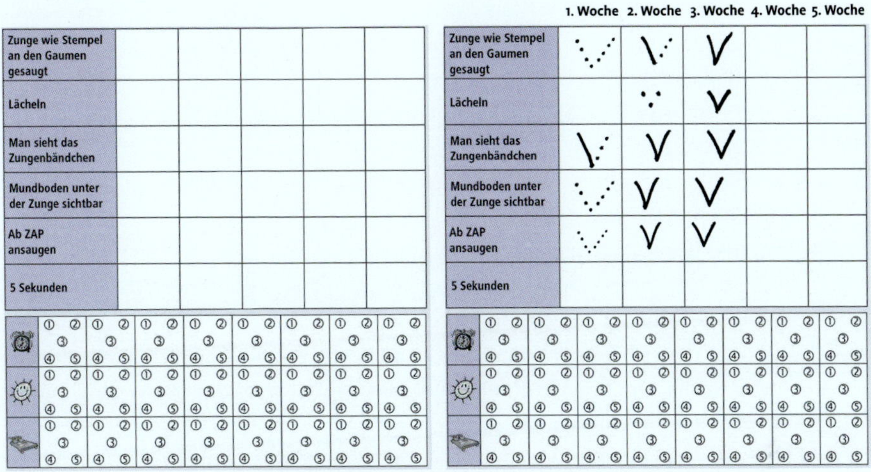

Abb. 26: Übungsblatt Ansaugübungen (AÜ 1) „Zunge an den Gaumen saugen" – leer und von der Therapeut:in ausgefüllt bzw. beurteilt (aus: A.M. Kittel, Nina T. Förster [Oster] Übungsblocks für Myofunktionelle Therapie)

Was ist bei den Schluckübungen zu beachten?

Wenn Ihr Kind alle Ansaugübungen beherrscht, wird es fähig sein, jetzt die Muskulatur zum richtigen Schlucken einzusetzen. Zuerst wird das Schlucken mit kleinen Knabbereien in der Therapiesitzung erlernt.

Aber dann kommt die **wichtigste Phase der Therapie: die Mahlzeiten zu Hause.** Sie dienen – ganz klar – dem Einschleifen des Erübten. **Jetzt sind Sie als Eltern unersetzbar.** Nun entscheidet es sich, ob das Kind trotz inzwischen evtl. 15- bis 20-wöchiger Übungszeit weiterhin ein falsch schluckendes Kind bleiben wird oder ob es ihm gelingt, das neue Schlucken zu automatisieren, wenn Sie jetzt in dieser neuen Phase alles daransetzen, ihm zu helfen.

Wie kann ich/können wir dazu beitragen, dass das falsche Schlucken „verlernt" und das neue Schlucken automatisiert wird?

Wie bereits angedeutet: Jetzt beginnt die Phase, die darüber entscheidet, ob die über Monate trainierte Muskulatur und das geübte Schlucktraining in den Alltag umgesetzt werden können. Allerspätestens jetzt sind Sie, liebe Eltern, diejenigen, die es dem Kind ermöglichen, das neue Schlucken dauerhaft zu übernehmen.

Wie gelingt das?

Nur dadurch, dass Sie täglich bei jeder Mahlzeit, wirklich bei jeder Mahlzeit, darauf achten, dass das von der Therapeut:in empfohlene Pensum mit dem korrekten Schluckmuster gegessen und getrunken wird. Das kann evtl. in der ersten Woche damit beginnen, dass das Kind fünf Bissen oder evtl. am Ende der Woche zehn Bissen korrekt schluckt. Der Anteil der richtigen Schluckvorgänge wird der erlangten Geläufigkeit und der Menge dessen, was das Kind zu sich nimmt, angepasst.

Isst Ihr Kind wie viele andere morgens insgesamt nur 10 Bissen, hat es das komplette Frühstück richtig schluckend geschafft. Wenn es das Tag für Tag über einige Wochen macht, wird dieses neue Schlucken zur neuen Gewohnheit.

Vielleicht schafft es in der zweiten Woche beim Mittagessen bereits ein Viertel des Tellers mit richtigem Schlucken. Dann eine Woche später sogar ein Drittel? Danach schon die Hälfte! Vielleicht dauert es nun nur noch eine weitere Woche für drei Viertel und noch eine letzte Woche für die komplette Mahlzeit beim Mittag- und Abendessen?

Bei einem konsequenten Kind sind seit Beginn des Schlucktrainings inzwischen sechs Wochen vergangen! Unterstützen Sie das Kind unbedingt, damit es diese entscheidende Phase durchhält. Nur so wird das neue Schlucken eingeschliffen und das alte Schlucken verlernt. Auch bei den Vorübungen für das Schlucken waren Motivation und Konsequenz wichtig, aber nun sind sie wie gesagt unabdingbar, damit sich das Ganze gelohnt hat und dauerhaft Druck von den Zähnen genommen ist. Wenn das Schlucken korrigiert ist, kann die Kieferorthopäd:in ohne störenden Einfluss der Muskulatur vorankommen.

Wenn die Automatisierung nicht vollständig erfolgt, müssen wir Ihnen leider sagen, dass es immer wieder Fälle gibt, bei denen die kieferorthopädische Behandlung z. B. wegen eines offenen Bisses abgeschlossen wurde, der Biss sich aber danach durch das nicht gefestigte Schlucken wieder öffnete. Die Zunge hat eine große Kraft. Wenn sie in die falsche Richtung geht, macht sie Erreichtes wieder zunichte. Also, es lohnt sich, die letzten vielleicht anstrengenden Wochen durchzuhalten.

Was hilft, um das Schlucken vollends zu korrigieren und das neue Schlucken einzuschleifen?

- An den Essplatz muss unbedingt ein auf die Größe des am Tisch sitzenden Kindes einstellbarer Spiegel (Kosmetikspiegel) gestellt werden. Das Kind hat ihn wahrscheinlich schon während der Muskelübungen erhalten. Jetzt muss er entweder am Platz des Kindes stehen bleiben oder im Geschirrschrank Platz finden. Denken Sie mit daran, dass nicht nur das Gedeck auf den Tisch kommt, sondern auch der besagte Spiegel. Der Spiegel ist zur Kontrolle notwendig, weil das Kind nicht spüren kann, ob die Zunge in irgendeine Lücke ragt oder nicht. Daher wird am Anfang mit offenen Lippen geschluckt. So kann kontrolliert werden, ob richtig geschluckt wird. Achten Sie darauf, dass das Kind dies auch wirklich tut. In diesem Fall darf man nicht rot sehen, sondern muss schwarz sehen, die schwarze, dunkle Mundhöhle. Dann wird richtig geschluckt.

- Akzeptieren Sie, dass nach dem Kauen mit geschlossenen Lippen (!) das Kind noch eine Zeit lang mit offenen Lippen schlucken muss. Einen Grund dafür haben wir Ihnen im vorhergehenden Punkt genannt. Der zweite Grund ist, dass die Lippen lernen, dass ihr unterstützender Einsatz bezüglich der Unterdruckbildung nicht mehr gefragt ist und dass die Zunge inzwischen sehr wohl in der Lage ist, den Schluckvorgang alleine zu meistern!
- Die Therapeut:in wird Ihnen sagen, wann gemischt geschluckt wird: z. B. einen Bissen mit offenen Lippen im Wechsel mit einem Bissen mit geschlossenen Lippen schlucken. Nach und nach werden mehr Bissen mit geschlossenen Lippen als mit offenen geschluckt.
- Beobachten Sie auch das Trinken mit offenen Lippen, jedoch geschlossenen Zahnreihen. Das ist ein tolles Kunststück, wenn Ihr Kind das beherrscht, nachdem es ihm die Therapeut:in gezeigt hat. Das kann nicht jeder. Können Sie es?
- Lassen Sie den Spiegel auch noch stehen, wenn das Kind schon mit geschlossenen Lippen schluckt. Warum? Die Lippen waren es in vielen Fällen gewöhnt, beim Schluckvorgang mitzuhelfen. Wenn die Lippen jetzt geschlossen werden, könnte es sein, dass sich die alte Gewohnheit unbemerkt wieder einschleicht. Im Spiegel kann das Kind sehen, ob die Lippen heimlich schlucken. Das heißt, im Spiegel darf kein Kneifen oder Zucken der Lippenmuskulatur mehr gesehen werden. Die Mundpartie ist ganz glatt und unbewegt im Moment des Schluckens.
- Führen Sie mit dem Kind zusammen ein Protokoll, wie viel es wöchentlich mit welcher Regelmäßigkeit zunehmend korrekt schluckt.

Vor- und Nachschlucken beachtet					
Lachmund					
Zunge nicht sichtbar					
Keine Speichelbläschen					

	1. Woche	2. Woche	3. Woche	4. Woche	5. Woche
Vor- und Nachschlucken beachtet	V	V	V	V	
Lachmund	V	V	V	V	
Zunge nicht sichtbar	V	V	V	V	
Keine Speichelbläschen	V	V	V	V	

Abb. 27: Übungsblatt Schluckübungen (SÜ 3) – leer und von der Therapeut:in ausgefüllt bzw. beurteilt (Aus: A.M. Kittel, Nina T. Förster [Oster] Übungsblocks für Myofunktionelle Therapie)

- Sind Sie bei den Mahlzeiten dabei? Es wäre wünschenswert, wenn Sie beobachten würden, wie das Vor- und das Nachschlucken funktionieren. Damit ist gemeint, dass die Zunge nun eventuell sehr wohl in der Lage ist, gut zu schlucken, wenn sie beobachtet wird. Aber häufig fällt die Vorbereitung zum Schlucken noch so aus, dass das Kind erst noch ein paar Mal die Zunge gegen die Zähne schiebt und sie dann zum Schlucken an den korrekten Platz bringt. Nach dem Kauen muss die Zunge ohne Umwege an das Zahnfleisch, um von dort aus den Zungenmittelteil an den Gaumen zu drücken. Auch hierbei ist, wie Sie sehen, Ihre Mitarbeit sehr gefragt.
- Das Nachschlucken könnte auch noch gegen die Zähne gerichtet sein. Sie müssen sich das so vorstellen: Das Kind schluckt perfekt wie geübt und anschließend noch ein- oder zweimal in alter Manier gegen die Zähne. Das wäre schade. Nach dem Schlucken muss die Zunge sofort wieder an ihren Gaumenplatz. Also, auf der Hut sein! Helfen Sie mit!
- Außer der Zusammenstellung der Liste „Wie viel schlucke ich korrekt?“ könnten Sie vielleicht gemeinsam noch überlegen, ob Ihnen etwas Schönes einfällt, was Sie basteln können, evtl. etwas Witziges oder Lustiges, was immer daran erinnert: „Ich schaffe es, immer richtig zu schlucken!“ Wir machen keinen Vorschlag. Wenn Sie zusammen überlegen, ist es bestimmt etwas, was Ihnen beiden gefallen wird und das Kind ermuntert, das neue Schlucken bei den täglichen Mahlzeiten bald nur noch zu benutzen.
- Wenn Ihr Kind sagt: „Ich weiß gar nicht mehr, wie man falsch schluckt.“, haben Sie es erfolgreich geschafft, das Kind zu unterstützen. Machen Sie trotzdem noch in Abständen, die Ihnen die Therapeut:in sagt oder Sie gefühlsmäßig bestimmen, bei den Mahlzeiten Schluckkontrollen, ca. ein Jahr lang. Sicher wird auch die Therapeut:in noch über diesen Zeitraum Intervallbehandlungen anberaumen.
- Bitte beachten Sie auch das Speichelschlucken und das Schlucken mit Zahnspange.

Ihre Unterstützung ist in dieser Phase der Automatisierung sehr wichtig, aber natürlich von Anfang an sehr entscheidend. Ohne dass Sie etwas sagen, würde Ihr Kind merken, ob Sie hinter der Sache stehen oder nicht. Wenn nicht, hätte es das Kind sehr schwer, erfolgreich zu sein.

Warum macht die Therapeut:in Haltungs- und Koordinationsübungen für den ganzen Körper?

Wenn die Zungenhaltung und die Lippenhaltung nicht in Ordnung sind, ist häufig auch die Körperhaltung nicht ideal.

EXPERIMENT

Öffnen Sie den Mund weit – oder anders gesagt, lassen Sie den Unterkiefer einfach mal schlaff hängen, sodass der Mund auf geht. Was ist mit Ihrer Zunge passiert? Ist Sie noch oben am Gaumen? Sie wird nach unten auf den Mundboden gefallen sein. Nun beobachten Sie Ihren Nacken und Ihren Rücken. Wahrscheinlich ist Ihr Kopf nun etwas in den Nacken gefallen und Ihr Rücken ist im Sitzen rund geworden.

Dasselbe passiert Ihrem Kind. Wenn die Zungen- und Lippenhaltung nicht korrekt sind, hat dieses Auswirkungen auf die Körperhaltung.

Die Füße sind Grundlage/Basis für die Stabilität des Rumpfes. Die Bauch- und Rückenmuskeln unterstützen die gute Rückenhaltung. Diese Muskeln sind aber eindeutig mit der Nacken-, Hals- und Zungenmuskulatur verbunden.

Da die Problematik oft nicht nur im Mundbereich liegt, sondern sich – wie eben gezeigt – ganzkörperlich auswirkt, wird die Therapeut:in Übungen zur Unterstützung und Koordination geben.

Die einfachste Übung ist das Erinnern und häufige willentliche Korrigieren. Sie sagen dem Kind immer wieder die Geheimwörter ZAP für „Zunge am Platz", LAP für „Lippen am Platz", RAP für „Rücken am Platz", FAP für „Füße am Platz".

- Spielen Sie mit Ihrem Kind mal auf dem Boden liegend „Schlange". Eine Schlange kann sich, ohne Arme und Beine zu haben, bewegen. Versuchen Sie es mit ZAP und LAP. Es gibt ein besseres Körpergefühl.
- Wie wäre es mit dem „Krakespiel" im Stehen? Tun Sie so, als hätten Sie acht Arme oder Beine. Sie können den Rumpf bewegen, die Arme, die Finger, den Hals, die Ellbogen, die Knie, die Fußgelenke, …. Es sieht lustig aus, macht den Körper bewusster, während Zunge und Lippen am Platz bleiben.
- Wie wäre es mit Kriechen oder Robben entlang Ihres Flurs? Solche Spiele fördern die Körperkoordination und die Kraft des Körpers von den Füßen her mit günstigen Auswirkungen auf den Mund.
- Die Therapeut:in wird evtl. noch Übungen machen, die z.B. die Augen-Hand-Koordination oder die Atmung usw. fördern. Führen Sie auch solche Übungen zu Hause durch, sie sind auf jeden Fall dem Hauptziel „Richtiges Schlucken" förderlich.

Geeignete Übungen für Jugendliche und Erwachsene

Auch in dieser Altersgruppe werden Zungen- und Lippen-Ruhelage-Übungen parallel zu Zungen- und Lippenübungen durchgeführt. Nach Abschluss dieser allgemeinen Übungen sind die speziellen Zungenübungen, die Ansaugübungen, zu machen. Diese führen nahtlos über zu den Schluckübungen. Auch die Übungen zur Automatisierung am Ende der Therapie sind entscheidend für den Prozess der Übernahme in das unbewusste neue Schlucken.

Sie führen mit Ihrer Therapeut:in eine Myofunktionelle Therapie (MFT) durch. Der Ablauf der Übungen ist der gleiche wie bei Schulkindern, lediglich die Verpackung durch kindgerechte Spiele tritt in den Hintergrund. Daher lesen Sie bitte alles, was für Kinder angegeben ist. Was zu kindlich ist, verändern Sie.

Ist bei unterschiedlichen Ursachen unterschiedlich vorzugehen?

Das Programm wird immer gleich durchgeführt, evtl. mit unterschiedlichen Schwerpunkten.

Immer jedoch muss die Zungenmuskulatur in ihrer Bewegungsfähigkeit, ihrer Zielfindung, ihrer Spannung ausgeglichen werden, damit die Zunge den korrekten Ruheplatz einhalten kann und die Möglichkeit erhält, kraftvoll gegen den Gaumen zu schlucken.

Auch Lippenübungen werden durchgeführt, selbst wenn Ihre Lippen nicht sehr auffällig in Haltung und Aussehen scheinen. Lippenübungen sind nämlich gleichzeitig Ruhelageübungen, d. h. wenn sich die äußere Muskulatur (Lippen- und Gesichtsmuskulatur) bewegt, soll sich die innere Muskulatur (Zunge) nicht mitbewegen.

- Es könnte sein, dass Sie **Mundatmer** sind und daher einerseits an der Zunge, weil sie unten liegt, und andererseits an der kurzen Oberlippe arbeiten müssen. Weshalb ist die Oberlippe verkürzt? Muskeln, die nicht im Einsatz sind, verkürzen sich. Wenn Ihr Mund meist geöffnet ist, hat der Oberlippenmuskel keine Funktion und verkürzt.
- Allerdings funktioniert die Ruhelage von Zunge und Lippen nur, wenn Sie im Wachzustand vollkommen automatisiert ist. Auch die Voraussetzungen müssen stimmen: Sollten Sie Probleme mit der Nasenatmung haben, z. B. durch eine verkrümmte Nasenscheidewand oder Allergien, müssen zuerst diese Probleme behoben sein, sonst ist es unmöglich, den Mund geschlossen zu lassen und durch die Nase mit Zunge am Gaumen zu atmen.
- Wenn Sie **Kiefergelenkbeschwerden** haben oder nach einer **Kieferoperation** den Mund nicht mehr weit öffnen können, trainieren Sie beständig Übung um Übung. Gehen Sie

am besten nach dem Übungsblock* vor, der für Kinder und Erwachsene konzipiert ist. Er vereinfacht das Üben, weil alle Kriterien zur korrekten Durchführung aufgelistet sind.

Natürlich müssen Sie bei Kiefergelenkbeschwerden Ihre Zahnärzt:in oder Kieferorthopäd:in konsultieren. Trotzdem empfehlen wir Ihnen, in regelmäßigem Rhythmus (z. B. immer vor dem Zähneputzen) die Übungen gründlich durchzuführen. Geben Sie nicht zu schnell auf. Ein paar Monate müssen Sie schon Geduld aufbringen.

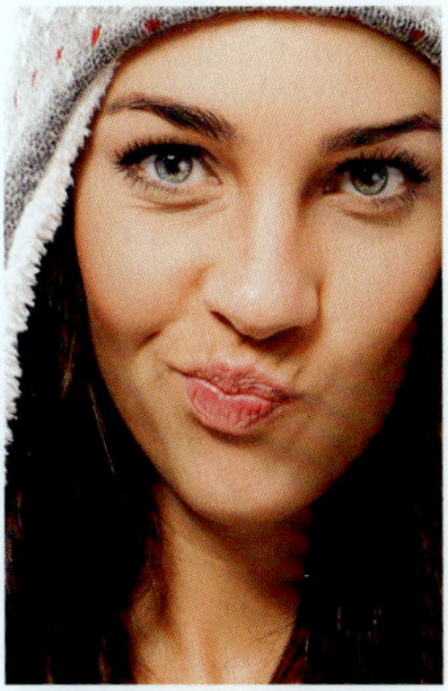

Abb. 28: Myofunktionelle Übung zur Förderung der Lippenbeweglichkeit
(© Rob Stark – Adobe Stock)

Ist es möglich, dass eine Myofunktionelle Störung Kopf- und Gesichtsschmerzen hervorrufen kann?

Ja, das ist sehr wohl möglich! Die Zungenmuskulatur ist mit dem Schädelknochen vor und hinter dem Ohr verbunden. Die Lippenmuskulatur ist mit allen Muskeln des Gesichts und der Schläfen in Verbindung. Wenn diese Muskulatur gestresst ist, wird sie sich irgendwann mit Schmerzen melden.
Wie bei den Kindern oben schon erklärt, ist jedoch diese Muskulatur nicht isoliert zu betrachten, sondern die Zungen- und Lippenmuskulatur steht auch mit der Nacken-, Schulter-, Rücken- und Brustmuskulatur in Verbindung. Sie sollten evtl. die oben beschriebenen Ganzkörper-Übungen machen bzw. sich evtl. noch zusätzlich mit einer Entspannungsmethode auseinandersetzen. Haben Sie auch psychischen Stress? Auf ihn reagiert die Muskulatur ebenfalls mit Verspannung und Härte, was nicht nur seelisch, sondern auch körperlich wehtut.

Probleme mit dem Zahnfleisch – gibt es einen Zusammenhang mit einer Myofunktionellen Störung?

Vielleicht haben Sie jahrelang falsch geschluckt, d. h. täglich 24 Stunden über Jahre hinweg beim Schlucken gegen die Zähne gepresst. Da kann es passieren, dass das Gewebe auf diesen Druck reagiert, indem es zurückweicht. Für die Gesundheit des Zahnfleisches sind neben bester Zahnhygiene auch eine ausgeglichene Zungen- und Lippenmuskulatur notwendig.

Der schlechte Halt der Zahnprothese macht Probleme

Wenn die Zahnärzt:in gute Arbeit geleistet hat und Sie nicht stark abgenommen haben, z. B. als Folge einer Krankheit, Ihre Prothese aber trotz eines guten Haftmittels nicht halten will,

* Anita M. Kittel, Nina T. Förster (Oster): Myofunktionelle Therapie: Übungsblocks, 10., überarbeitete Auflage 2020, Schulz-Kirchner Verlag

sollten Sie Ihre Zunge beobachten. Ist sie in Ruhe und beim Schlucken am Gaumen? Falls nicht, sollten Sie ihr das mithilfe einer Myofunktionellen Therapie unbedingt beibringen.

Bei einer Kieferoperation soll mein Unterkiefer verkleinert/mein offener Biss geschlossen werden. Brauche ich Myofunktionelle Therapie (MFT)?

Ganz dringend brauchen Sie MFT, und zwar unbedingt noch vor der Operation, damit sich Ihre Zunge an den Platz am Gaumen gewöhnt. Dem harten Knochen des Gaumens schaden die Zungenkräfte nicht, aber Ihrer Bisslage. Sollten Sie sich nicht umgestellt haben, ist es wahrscheinlich, dass das Operationsergebnis nicht andauert. Das wäre doch sehr, sehr schade. Arbeiten Sie intensiv am Ausgleich der Zungen- und Lippenmuskulatur und danach am Schlucken. Bis Sie operiert werden, müssen Sie das korrekte Schluckmuster beherrschen. Wenn Sie eine Progenie (einen zu großen Unterkiefer) hatten, schluckten Sie ursprünglich gegen den Unterkiefer und verstärkten das Vorstehen des Unterkiefers dadurch noch. Wenn Sie einen offenen Biss hatten, lag Ihre Zunge in der Öffnung und hielt diesen offenen Zustand aufrecht. Daher ist es wirklich dringend, dass Sie nun gegen den Gaumen schlucken.

Schluckprobleme aufgrund einer Kehlkopfoperation, einer neurologischen Krankheit, eines Schlaganfalls oder eines Tumors im Gehirn

Sollten Sie dieser Personengruppe angehören, ist es zunächst ganz wichtig, dass Sie eine gute Diagnostik bei einer HNO-Ärzt:in, einer Neurolog:in oder in einer radiologischen Abteilung des Krankenhauses oder der Klinik bekommen. In Ihrem Fall spricht man nun nicht mehr von einer Myofunktionellen Störung, sondern von einer **Dysphagie**. Drängen Sie darauf, dass Sie bei einem Krankenhausaufenthalt von einer Therapeut:in Dysphagietherapie erhalten (s. Herbst, 2009). Wenn Sie dazu in der Lage sind, Zungen-, Lippen-, Ansaugübungen durchzuführen, profitieren Sie jedoch auf jeden Fall auch von diesen Myofunktionellen Übungen bei Ihrer Problematik. Sie brauchen aber eine Therapeut:in und auch Ihre Übungskonsequenz.

Geeignete Übungen für Kinder ab ca. 4 Jahren

Myofunktionelle Therapie für Kinder zwischen 4 und 6 bzw. 7 Jahren, also im Kindergarten- oder Vorschulalter, ist durchaus möglich, ja sogar sehr wünschenswert. Wenn Sie merken, dass Ihr Kind keinen Mundschluss hat, gehen Sie natürlich zuerst zur Ärzt:in. Sollte die Nase frei sein oder durch ärztliche Hilfe frei geworden sein und der Mund immer noch gewohnheitsmäßig offen, die Zunge sichtbar und vielleicht noch ein Lispeln zu hören sein, dann versäumen Sie keine Zeit, Ihr Kind bei einer Ärzt:in und einer Logopäd:in vorzustellen.

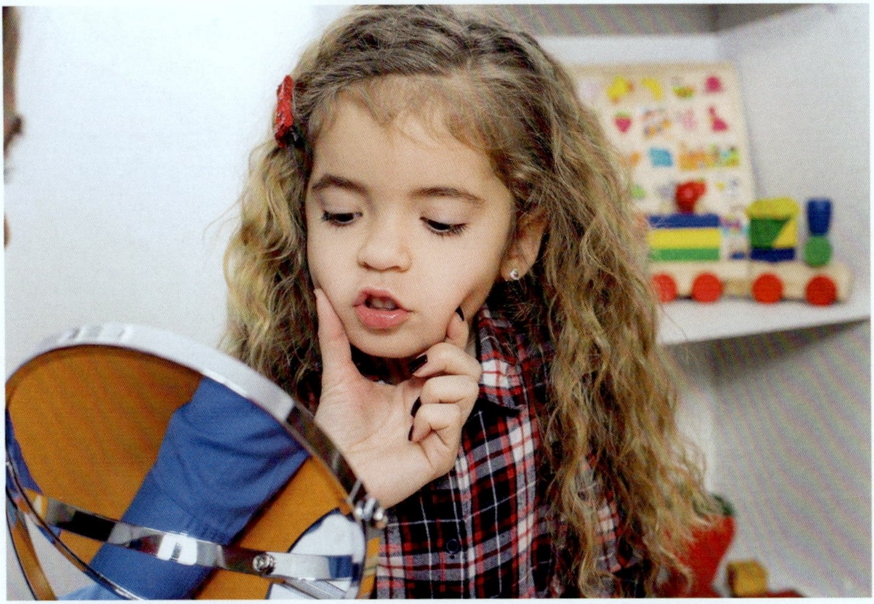

Abb. 29: So kann die Anbahnung und Unterstützung des /sch/-Lautes aussehen. Für die Bildung der Laute /s/ und /sch/ sind u. a. ein guter Kieferschluss, eine präzise Zungenlage und eine ausgeprägte Lippenformung notwendig.
(© nellas – Adobe Stock)

Wenn in diesem Alter auf eine korrekte Zungen- und Lippenhaltung eingegangen wird, sind die Auswirkungen auf die Zahn- und Kieferstellung nicht so gravierend, wie wenn die Gewohnheit noch einige Jahre weiter besteht und damit stark automatisiert wird.

Das „Lispeln", der Sigmatismus, kann am besten mit ca. 5 Jahren, also vor Eintritt in die Schule, therapiert werden. Es ist keineswegs von Bedeutung, wenn sich die Schneidezähne im Zahnwechsel befinden, weil wir die Zähne nicht zum Sprechen benötigen.

Ihre Therapeut:in wird in sehr kindgerechter, altersangepasster Art und Weise Ihnen und dem Kind zeigen, wie es seine Zunge und seine Lippen korrekt einsetzt. Auch nachfolgende Spiele für kleinere Kinder (2–4 Jahre) eignen sich für Kinder im Vorschulalter.

Geeignete Übungen für Kinder zwischen 2 und 4 Jahren

Was kann gegen starken Speichelfluss unternommen werden?

Ihr Kind ist vielleicht zwei Jahre alt und speichelt so stark, dass Sie ihm ständig ein kleines Halstuch umbinden müssen. Nach kurzer Zeit sind Halstuch und Kleidung nass. Woran liegt das? Beobachten Sie das Kind. Wahrscheinlich hat es auch den Mund meistens offen, die Zunge zwischen die Zähnchen eingelagert und schluckt selten. Was können Sie in diesem Alter schon unternehmen?

Sprechen Sie mit Ihrer Ärzt:in, ob sie Ihnen eine Verordnung zur Logopäd:in gibt. Diese wird das Kind beobachten und mit Ihnen zusammen myofunktionelle Spiele überlegen.

Ein paar Beispiele:

- Nehmen Sie einen Spiegel und zeigen Sie Ihrem Kind: Das sind die Lippen. Können die turnen? Können die so sprudeln, wie ein Pferd schnaubt?
- Autofahren mit Lippensprudeln: Lassen Sie das Automotorengeräusch nachahmen.
- Machen Sie Blasespiele: Besorgen Sie vom Jahrmarkt und aus Katalogen Blasinstrumente. Benützen Sie zuerst die, die sehr leicht zu betätigen sind, um dem Kind Erfolgserlebnisse zu verschaffen.
- Pustefix (Seifenblasen), Tischtennisbälle oder Watte in ein bestimmtes Ziel (Tor) zu blasen, machen auch Ihrem Kind Spaß. Diese Spiele ohne Instrument machen Sie jedoch erst, wenn das Kind gut mit Instrumenten bläst.

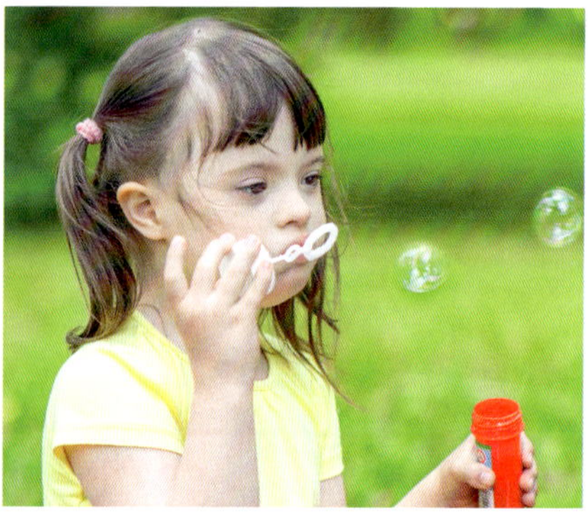

Abb. 30: Seifenblasen – eine geeignete myofunktionelle Übung
(© Ermolaev Alexandr – Adobe Stock)

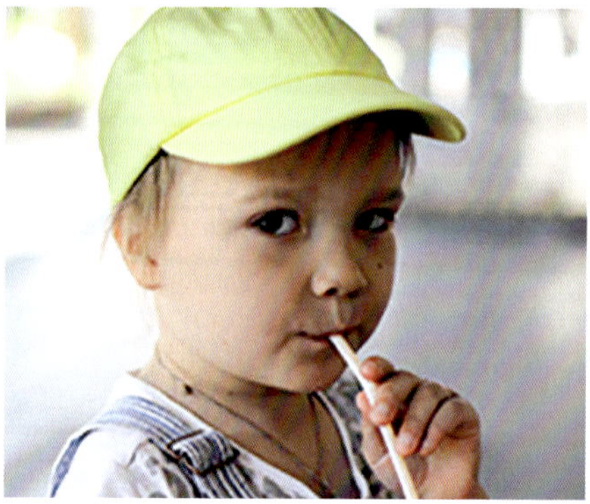

Abb. 31: Gezieltes Trinken – nicht ständig –mit dem Strohhalm kann die Lippenmuskulatur (Lippenrundformung) anregen
(© natalialeb – Adobe Stock)

- Welche Geräusche kann der Mund machen?
- Heute spielen die Lippen Fisch. Wie sieht der Fischmund aus? Er ist rund und geht auf und zu.
- Nehmen Sie einen Spatel (aus der Apotheke oder von der Ärzt:in) und malen Sie mit Wachsmalstiften Barthaare rechts und links auf. Jetzt hält Ihr Kind den Spatel mit den Lippen und Ihr „Kätzchen" hört sich eine Geschichte an oder krabbelt im Zimmer als Katze, die ein Spielzeug abholt, oder schaut zu, wie lange sich ein Kreisel dreht usw.
- Beobachten Sie Tiere. Welche Tiere haben den Mund zu? Alle! Heute spielen wir Kuh, sie kaut auch mit geschlossenen Lippen oder? Wie machen wir das? Usw.
- Wenn wir die Lippen mit Lippenstift anmalen, können wir einen runden Kreis „stempeln" (auf Papier).
- Wie fühlt es sich an, wenn Seidenpapier gegen die Lippen gehalten und angeblasen wird?
- Können unsere Lippen ein Getränk durch ein Röhrchen saugen? Tetrapack ist anders als eine Tasse.
- Wir waschen die Puppe. Wie fühlt sich der kalte, der warme Waschlappen an? Das müssen wir auch selbst ausprobieren.
- Wie fühlt sich die elektrische Zahnbürste auf der Hand, der Brust, den Wangen, den Lippen, der Zunge, am Zahnfleisch an?
- Heute sind wir ein Vogel mit Schnabel. Nehmen Sie zwei Oblaten und legen Sie diese auf die vorher eingecremten Lippen. Der Vogel hat den Schnabel zu. Schau im Spiegel, wie lustig es aussieht, wenn er zwischendurch: „piep, piep!" macht. Eincremen ist wichtig, damit die Oblaten nicht an der dünnen Lippenschleimhaut festkleben.
- Hui, wie die Spaghetti in den Mund sausen (einzelne Spaghetti mit den Lippen einsaugen).
- Wie wäre es mit „Summ-Liedchen": mit geschlossenen Lippen singen.
- Schauen Sie im Spiegel die Zunge an. Kann auch sie turnen? Sie kann wie eine Maus aus dem Mauseloch raus und rein und schnell die Tür verschließen, denn da kommt die Katze und will sie fangen.
- Die Zunge kann auch hin und her und hoch und runter. Finden Sie dafür ein entsprechendes Bild.
- Die Zunge kann auf den Gleisen (Zähne) Zug fahren. Vorsicht! Nicht entgleisen! Auch unser Finger kann den Gleisen entlangfahren. Oder läuft auf dem Bahndamm (Zahnfleisch) jemand nebenher? Wie wäre eine Fahrt auf den Lippen oder um die Lippen? (Achtung! Nie mit der Zunge an den Lippen kreisen, höchstens mit dem Finger.)
- Die Zunge kann den Mund putzen. Wo ist der Keller? (im Spiegel schauen) Wo ist der Dachboden?
- Die Zunge kann die Zähne zählen?

- Heute ist die Zunge Maler. In welcher Farbe soll die Wohnung gestrichen werden?
- Ist die Zunge stark? Kann sie gegen einen Spatel drücken?
- Welche Geräusche kann man mit der Zunge machen? Z. B. schnalzen, Liedchen singen: lalalala, tatatata, lilili usw.
- Welche Grimassen können wir im Spiegel machen? Spielen wir heute Clown, aber mit Mund zu!
- Wo hat die Zunge ihren Schlafplatz? Ah, oben im Mund. Das ist der Gaumen. Gehen Sie in die Tierhandlung und warten Sie, bis ein Papagei mit seinem Schnabel am Gitter hochklettert. Man sieht, auch er hat die Zunge am Schlafplatz. Schicken Sie die Zunge des Kindes auch an den Papageien-Zungen-Schlafplatz, während es eine Geschichte vorgelesen bekommt, Musik hört usw.
- Erzählen Sie Ihrem Kind eine Geschichte vom gähnenden Kätzchen, auch es hat die Zunge oben im Mundhaus.
- Massieren Sie beim Eincremen die Gesichtsmuskeln des Kindes: z. B. die Muskeln seitlich der Augenhöhle. Die Muskeln neben der Nase schieben Sie zu den Lippen usw.
- Können wir mit der Nase trompeten wie ein Elefant?
- Können wir mit der Nase Konfettis auf ein mit Klebstoff präpariertes Blatt pusten? Gibt es ein Muster?
- Machen Sie viele Fingerspiele, Hand und Mund stehen hirnorganisch in Beziehung!
- Setzen Sie auch die Zehen zum Spielen ein: Wer kann mit den Zehen etwas aufheben? Auch die Füße haben hirnorganische Beziehungen zum Mund.

Sie sehen, es gibt unzählige Möglichkeiten, sich mit der Zunge, den Lippen und der Gesichtsmuskulatur oder auch mit Hand und Fuß schon in diesem jungen Alter zu beschäftigen. Wenn diese Partien gut „geübt“ sind, wird es dem Kind leichter fallen, die Zunge und die Lippen am Platz zu lassen und gaumengerichtet mit geschlossenen Lippen so oft wie nötig zu schlucken. Seine Wahrnehmung wird sich langsam, aber sicher verbessern. Probieren Sie nach und nach alles aus. Manches wird Ihr Kind nicht – noch nicht – mögen, probieren Sie es später wieder. Zunächst bleiben Sie bei ein paar wenigen Dingen, die Ihr Kind gerne macht, bis Sie spüren, dass es etwas Neues bedarf.
Wenn Ihr Kind noch viel die Finger in den Mund nimmt, ja fast mit der ganzen Hand im Mund herumstochert, holt es Munderfahrungen nach. Verbieten Sie es ihm nicht. Nach und nach wird es dies von selbst aufgeben, weil es nicht mehr nötig ist.

Geeignete Übungen für Säuglinge und Kleinkinder

Wenn Babys lange – aus welchen Gründen auch immer – sondiert werden müssen, sind sie oft im inneren und äußeren Mundbereich überempfindlich und lehnen das Essen und Trinken häufig ab. Dieser Bereich ist für sie mit unangenehmen Erfahrungen verknüpft. Es gibt auch Kinder, die aus unerfindlichen Ursachen solche Probleme entwickeln. Babys mit Lippen-, Kiefer-, Gaumenspalten könnten im Mundbereich unangepasst reagieren. Auch beim Morbus Down- und anderen Syndromen ist bekannt, dass die Kinder vor einer Behandlung häufig die Zunge sichtbar nach vorne bringen, frühzeitig behandelt jedoch treten diese Probleme nicht unbedingt auf.

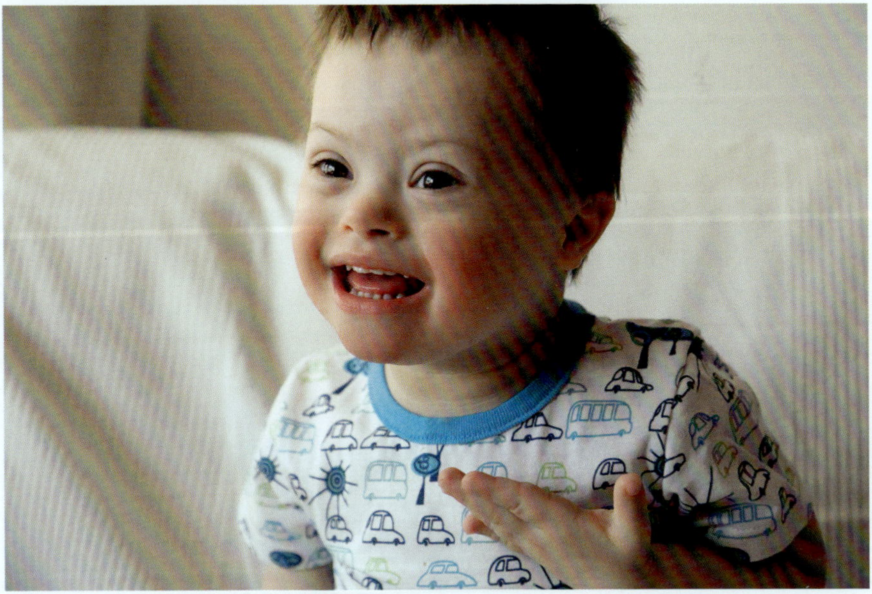

Abb. 32: Kind mit Down-Syndrom. Hier ist eine gute Gesichts- und Mundspannung erzielt. Die Zunge bleibt innerhalb des Mundes.
(© dtatiana – Adobe Stock)

Es ist erstrebenswert, Babys, bei denen Myofunktionelle Störungen zu erwarten sind oder die Essstörungen haben, sehr **frühzeitig interdisziplinär** zu behandeln bzw. deren Eltern zu beraten. Neben der medizinischen Versorgung wäre eine Anregung der Muskulatur über Gesichts- und Körperbehandlungen möglichst bald nach der Geburt – bei sondenernährten Kindern, sobald die Sonde gelegt wird – anzuraten. Bei gravierenden Essstörungen (Kind trinkt immer weniger aus der Flasche; isst nur Püriertes, spuckt, wenn kleine Stückchen im

Brei sind usw.) sollte nicht zu lange abgewartet werden, sondern bereits in einem frühen Stadium versucht werden, logopädisch einzugreifen, um möglichst keine Zeit zu verlieren.

Was kann getan werden?

Das Kind kann naturgemäß seine Mundwerkzeuge noch nicht aktiv trainieren, wie bereits ein Kleinkind dies tun kann. Daher versucht die Therapeut:in über Gesichtsmuskel-„Massagen" die äußere und innere Muskulatur anzuregen, auszugleichen und übermäßige Abwehrhaltung vorsichtig und einfühlsam abzubauen.

- Außerdem können bestimmte Körperhaltungen ausprobiert werden.
- Auch über die vom Mund entfernt liegenden Körperteile wie Hände und Füße kann günstiger Einfluss auf den Mund genommen werden.
- Ebenso helfen dem Kind bestimmte Ganzkörperübungen, sein Mund- und/oder Essproblem nach und nach zu überwinden.

Auch in diesen Fällen braucht Ihr Kind unbedingt **Therapie,** aber Sie als Eltern sind entscheidend am Erfolg beteiligt, weil Sie lernen, die erfahrenen Dinge umzusetzen. Wenn Sie Ihr Kind auf dem Arm haben, schauen Sie, dass es sich nicht nach rückwärts überstreckt. Achten Sie immer darauf, dass der Nacken leicht nach vorne gebeugt ist.

Versuchen Sie Ihrem Kind nicht frühzeitig das Laufen beizubringen, denn die Mundentwicklung profitiert von den Übergangsstufen: Kriechen, Robben, Krabbeln, alleine Hochziehen, selbstständig zu den ersten Schritten gelangen.

Alles Weitere bei dieser Problematik wird Ihre Therapeut:in nach einer medizinischen Diagnostik zunächst diagnostizieren und dann therapieren. Sie wird Ihnen auch viel Hilfestellung für den Alltag geben.

| Nachwort

Wir hoffen, Sie haben im Ratgeber nützliche Informationen gefunden. Sie wollen ja nicht therapieren, sondern haben mit diesem Ratgeber das Wesentliche erfahren, um das Thema zu verstehen, unter Umständen einer Störung vorzubeugen und eine eventuelle Therapie unterstützen zu können.

Teilen Sie der verordnenden Ärzt:in mit, dass bei der Therapie nicht sofort mit der Therapie des Schluckens begonnen wird, sondern die Schlucktherapie am Ende der Behandlung steht. Bei einer Myofunktionellen Therapie muss zuerst die Muskelfunktion geübt werden. Auch bei einer Störung der Artikulation vor allem bei „s“ und „sch“ müssen die Muskelfunktionen für die Feineinstellung von Zunge und Lippen vor der Anbahnung des korrekten Lautes geschult werden. Wundern Sie sich also nicht, wenn in der Therapie nicht von Beginn an am „s“ und „sch“ gearbeitet wird. Sie verlieren keine Zeit – im Gegenteil!

Vielleicht trägt der Ratgeber auch dazu bei, dass Sie in Ihrem Bekanntenkreis diese oft noch nicht so bekannten Tatsachen diskutieren und somit manche Myofunktionelle Störung vermeiden helfen.

Alles Gute für Sie und/oder Ihr Kind!

Anhang

Infoblatt: Was ist eine Myofunktionelle Störung?

Bei einer Myofunktionellen Störung sind folgende Symptome erkennbar:

- offene, schlaffe Lippen, Mundatmung
- verkürzte Oberlippe, dicke gerötete Unterlippe
- schlaffe, interdentale Zungenruhestellung
- schlaffer Tonus der übrigen orofazialen Muskulatur
- gelangweilter Gesichtsausdruck
- interdentales Schlucken

Diese orofaziale Dystonie bzw. Dysfunktion hat in den meisten Fällen auch Auswirkungen auf den übrigen Körper:

- schlaffe Körperhaltung im Sitzen und Stehen
- Störungen der Atem-, Sprech- und Stimmfunktion
- Zahn- und Kieferfehlstellungen
- schmaler, hoher Gaumen
- Artikulationsstörungen

Wie entstehen Myofunktionelle Störungen?

Es gibt verschiedene Ursachen. Eine Ursache kann sein, dass die Muskulatur der Zunge, der Lippen und weitere Kau- und Gesichtsmuskeln bereits bei der Säuglingsernährung zu wenig trainiert wurden.

Wozu kann ungünstige Flaschenernährung oder zu kurzes bzw. nicht korrektes Stillen führen?

- Die Lippen bleiben schwach (z. B. wenn sie bei der Flasche gerundet um den Sauger liegen).
- Bei vielen Saugertypen hat das Lippenschild einen zu geringen Durchmesser, sodass die Lippen vom Sauger eher offen gehalten werden und so noch mehr erschlaffen.
- Durch zu lange Sauger wird ein differenziertes Saugverhalten (wichtig als Training der Schluck- und Artikulationsmuskulatur) verhindert, da die Flüssigkeit bis ans Zäpfchen gebracht wird. (Auch kurze Sauger reichen zu weit nach hinten, wenn das Lippenschild zu klein ist.)
- Den zu starken Milchfluss (vergrößertes Saugerloch, Nichtabdrücken oder Abpumpen eines zu starken Milchflusses beim Stillen) versucht das Kind durch Vorschieben der Zunge zu stoppen und lernt somit nicht, den Reflex des Zungenstoßes abzubauen.

Glossar

Dysphagie:	Neurologisch bedingte Schluckstörung.
Sigmatismus:	Störung der s-Lautbildung.
Sigmatismus addentalis:	Die Zunge stößt beim s-Laut an den Zähnen an, dadurch entsteht ein veränderter Klang.
Sigmatismus interdentalis:	Lispeln, die Zunge befindet sich bei der s-Lautbildung zwischen den Zähnen.
Sigmatismus lateralis:	Die Zungenmitte ist am Gaumen, jedoch nicht die Zungenränder (ein- oder beidseitig). Die seitlich entweichende Luft verändert das normale s-Laut-Klangbild in auffälliger Art und Weise (Hölzeln).
Schetismus:	Fehler bei der Bildung des sch-Lautes.

Literatur

Allergien

Allergie konkret, Das Magazin zu Allergien, Asthma und Neurodermitis. Hrsg. von: Deutscher Allergie- und Asthmabund e. V. (DAAB), An der Eickesmühle 15–19, 41238 Mönchengladbach, Tel.: 02166 6478820, www.daab.de

Allgemein

Einon, Dorothy: Spielen, Lernen, Fördern. Das Handbuch zur Entwicklung des Kindes von 1 bis 6 Jahren. Kreative Spiele. Mosaik Verlag 1998

Frey, Sophie (Hrsg.): Pädiatrisches Dysphagiemanagement – eine multidisziplinäre Herausforderung. Elsevier Verlag 2011

Goddard Blythe, Sally: Greifen und BeGreifen. VAK Verlags GmbH ⁶2005

Herbst, Wiebke: Dysphagie. Schluckstörungen nach Schlaganfall und Schädel-Hirn-Trauma (SHT). Schulz-Kirchner Verlag ³2009

Neumann, Sandra: Lippen-Kiefer-Gaumen-Segel-Spalten (LKGS). Ein Ratgeber für Eltern. Schulz-Kirchner Verlag ²2007

Zukunft-Huber, Barbara: Die ungestörte Entwicklung Ihres Babys. Wie Sie die natürliche Bewegung unterstützen und Fehlhaltungen vermeiden. Trias 2010

Daumenlutschen

Codoni, Susanne; Kirejeva, Alisa; Zundel, Peter: „Die Lutschzwerge“

Spathelf, Bärbel; Szesny, Susanne: Philip und der Daumenkönig, mit Fingerpuppe. Albarello 1998

Kieferorthopädie

Kittel, Anita M.: Kieferorthopädie für medizinische Heilberufe. A–Z Kompakt. Schulz-Kirchner Verlag ³2015

Körperhaltung

Burg, Ulrike E. von der; Attermeyer, Renate R.; Overbeck, Margot M.: Rückenschule in Theorie und Praxis, Heimprogramm. Urban & Fischer 1999

Kollmuß, Sabine; Stotz, Siegfried: Rückenschule für Kinder, ein Kinderspiel. Pflaum Verlag ²2001

Kollmuß, Sabine: RückenFit für Grundschulkids: Bewegungs- und Haltungsförderung für den Schulalltag. Verlag an der Ruhr 2011

Myofunktionelle Therapie

Adams, Iris; Struck, Veronika; Tillmanns-Karus, Monika: Kunterbunt rund um den Mund. Verlag modernes lernen ^{9}2010

Kittel, Anita M.; Förster, Nina T.: Myofunktionelle Therapie. Schulz-Kirchner Verlag ^{12}2020

Kittel, Anita M.; Förster, Nina T.: MFT 9-99 sTArs. Übungsblocks. Schulz-Kirchner Verlag ^{10}2020

Kittel, Anita M.; Förster, Nina T.: MFT 4-8 sTArs. Übung & Spaß mit Muki, dem Affen. Schulz-Kirchner Verlag 2013

- Heft 1 Mundspaßspiele
- Heft 2 Schluckspaßspiele
- Heft 3 Sprechspaßspiele

Mein Körper. Was ist das? Die Muskeln. Eine DE AGOSTINI Spiel- und Lernsammlung

Struck, Veronika; Mols, Doris: Atem-Spiele. Verlag modernes lernen ^{5}2011

Schnuller

Anker, Nicola; Orso, Kathrin Lena et al.: Timmy Tiger. Ich brauch doch keinen Schnuller mehr! Oetinger 2021

Freudiger, Anja; Thißen, Sandy: Pia braucht keinen Schnuller mehr. HABA 2019

Grimm, Sandra; Kraushaar Sabine: Lolo braucht keinen Schnuller mehr. Loewe 2021

Reichenstetter, Friederun; Gotzen-Beek, Bettina: Ich brauch doch keinen Schnuller mehr! Lesemaus 85. Carlsen 2018

Sabbag, Britta; Lange, Igor: Der Baby Waschbär braucht keinen Schnuller mehr. arsEdition 2021

Schwarz, Regina; Senner, Katja: Ich brauche keinen Schnuller mehr! Ravensburger Ministeps 2017

Spathelf, Bärbel; Szesny, Susanne: Ein Bär von der Schnullerfee. Albarello 2018

Stillen

Lothrop, Hannah: Das Stillbuch. Kösel Verlag 2016

| Adressen

Arbeitsgemeinschaft Freier Stillgruppen Bundesverband e. V.
Muhrenkamp 87, 45468 Mülheim a. d. Ruhr
Tel.: 0208 38540024, E-Mail: geschaeftsstelle@afs-stillen.de
www.afs-stillen.de

Deutscher Hebammen Verband
Gartenstr. 26, 76133 Karlsruhe
Tel.: 0721 981890, E-Mail: info@hebammenverband.de
www.hebammenverband.de

La Leche Liga Deutschland e. V.
Holbeinstr. 19, 14612 Falkensee
Tel.: 03322 4291747, info@lalecheliga.de
www.lalecheliga.de